SCHRIFTEN ZUR WISSENSCHAFTSGESCHICHTE

XXV

SCHRIFTEN ZUR WISSENSCHAFTSGESCHICHTE

HERAUSGEBER ARMIN GEUS UND GUIDO PRESSLER

MARCUS WÖLK

DIE POLARITÄT DER PSYCHE

ANGST UND FURCHT IM GEGENSATZ

GUIDO PRESSLER VERLAG HÜRTGENWALD

Herausgegeben in einer ersten Auflage von sechshundert Exemplaren

ISBN 978 3 87646 110 6
Gesamtgestaltung: Offizin Chr. Scheufele, Stuttgart
Bindearbeiten: Litges & Dopf, Heppenheim

FÜR SUZANNE UND LARS

INHALT

1 EINLEITUNG

Die Bedeutung der Angst als menschliche Grunderfahrung ist oft herausgestellt worden, und es spricht vieles dafür, daß die Erhellung des Angstphänomens nicht nur wesentlichen Aufschluß über die Struktur psychischer Erkrankungen, sondern auch über normales psychisches Erleben gibt. Heute liegt eine große Anzahl von empirischen Untersuchungen und theoretischen Ansätzen vor, in denen das Phänomen Angst analysiert und beschrieben wird. Hierbei lassen sich so unterschiedliche wissenschaftliche Disziplinen wie Philosophie, Psychiatrie, Psychologie, Anthropologie, Psychopathologie, Theologie, Verhaltensbiologie, Soziologie anführen, die sich mit dem Thema Angst auseinandersetzen.

Allerdings führen die unterschiedlichen Perspektiven dazu, daß eine Vielzahl von Aspekten, die in manchem übereinstimmen, in vielem aber kontrastieren, unter den Begriff Angst subsumiert wird. So finden wir die Unterscheidung von realer und neurotischer, von existentieller und vitaler Angst, von Existential- und Fundamentalangst, von schizoider, zwanghafter, depressiver und hysterischer Angst, von psychotischer und neurotischer Angst, von Lebens- und Todesangst. Auch herrscht keine Einigkeit darüber, ob und inwieweit Angst eine positive und konstruktive Bedeutung zugeschrieben werden kann.

Grundsätzlich stellt sich bereits hier die Frage, ob tatsächlich so viele verschiedene und potentiell erlebbare Angstphänomene differenziert werden können oder ob nicht vielmehr die Angstbegriffe den jeweiligen theoretischen Rahmen und übergeordneten Fragestellungen angepaßt werden. Hier ist Aubrey Lewis zuzustimmen, der dieses Problem wie folgt kommentiert:

> Während zweifellos viele Stimmen verkünden, daß Angst das Alpha und Omega der Psychopathologie sei …, gibt es noch mehr Stimmen, die behaupten, daß Angst das bedeute, was diese nach ihrer Vorliebe zu bedeuten habe.[1]

Gerade innerhalb der Psychopathologie, im Gegensatz etwa zur Philosophie, besteht das Problem der peripheren Auffächerung der Angstbegriffe.[2] Da bei den meisten psychischen Erkrankungen Angst mit im Vordergrund steht, wird entsprechend von der Angst des Depressiven, von der Angst des Phobikers, des Zwanghaften etc. gesprochen. Innerhalb dieser Untersuchung wird hingegen der Versuch unternommen, den umgekehrten Weg zu gehen. Zunächst wird der Angstbegriff aus einer allgemeinen und integrativen Perspektive und vor jedem psychopathologischen Bezug bestimmt. Auf dieser Grundlage wird Angst anschließend u.a. zu psychischen Erkrankungen in Beziehung gesetzt. Die Angst versteht sich dann nicht mehr aspekthaft und in Abhängigkeit von der jeweils zugrunde gelegten psychischen Erkrankung, sondern die hier betrachteten psychopathologischen Phänomene (beispielsweise Melancholie, Manie, Phobien und Zwang) werden in umgekehrter Weise, vor dem Hintergrund des grundlegenden allgemeinen Angstbegriffes, bestimmt.

Ausgangspunkt für diesen Angstbegriff ist eine der frühesten modernen Kategorisierungen ängstlichen Bedrohungserlebens, die im 19. Jahrhundert aus der Alltagssprache in die Philosophie eingeflossen ist, nämlich die Unterscheidung von Angst und Furcht. Diese Differenzierung geht auf Sören Kierkegaard zurück, der feststellt,

> ... daß er [der Begriff Angst] gänzlich verschieden ist von Furcht und ähnlichen Begriffen, die sich auf etwas Bestimmtes beziehen ...[3]

Seit Kierkegaard hat sich dann folgende Unterscheidung, zumindest in der Philosophie, etabliert: Furcht ist auf etwas gerichtet, die Angst bleibt dagegen unbestimmt. Auch bei Martin Heidegger werden Angst und Furcht strikt voneinander getrennt. Beide Phänomene seien »grundverschieden«.[4] Das Wovor der Furcht sei ein innerweltlich Begegnendes, also jede Form von konkreter Bedrohung. »Das Wovor der Angst ist das In-der-Welt-sein als solches«[5] und damit völlig unbestimmt.

1 Lewis, 1967, S. 119: »Evidently while many voices proclaims that anxiety is the alpha and the omega of psychopathology, ..., there are even more voices insisting that anxiety means what they choose it to mean.«

2 Vgl. v. Gebsattel, 1954f., S. 386.

3 Kierkegaard, 1992, S. 50.

4 Heidegger, 1992, S. 31.

5 Heidegger, 1993, S. 186, kursiv im Original.

Innerhalb der Psychopathologie ist die Trennung von Angst und Furcht dagegen umstritten geblieben[6] bzw. aufgrund einer indifferenten sprachlichen Verwendung beider Begriffe abgelehnt worden.[7] Ein wesentliches Anliegen dieser Untersuchung besteht nun darin, die Betrachtung beider Phänomene an denjenigen Kriterien auszurichten, die in nahezu ursprünglicher Weise eine klare Abgrenzung herbeiführen und die insbesondere für psychopathologische Betrachtungen als besonders fruchtbar gelten dürften. Diese Kriterien sind der primär räumliche Bezug der Furcht und der primär zeitliche Bezug der Angst. Je konsequenter beide Formen des Bedrohungserlebens mit dem jeweiligen Kriterium bestimmt werden, desto deutlicher zeigt sich die spezifische Relevanz der Unterscheidung von Angst und Furcht auch und gerade für die Psychopathologie.

Darüber hinaus werden Angst und Furcht als Teil einer polaren anthropologischen Struktur herausgearbeitet. Über diese polare Struktur wird der Blick auf die elementare Dynamik und Intensität insbesondere der Angst in ihrer wechselseitigen Beziehung zu ihrem Gegenpol freigelegt. Wird ein labiles Gleichgewicht zwischen Angst und deren Gegenpol zugrunde gelegt, kann außer dem extremen, psychopathologisch relevanten ebenso der normative Bereich beschrieben werden. Aus anthropologischer Perspektive lassen sich demnach Aussagen über die Bedeutung der Angst bei normaler psychischer Konstitution, also mithin bei seelischer Gesundheit (Kapitel 5 und 9) treffen. Im psychopathologischen Bereich werden im Verlauf dieser Untersuchung unter anderem folgende Begriffe aus einer grundlegenden Perspektive neu entwickelt und dabei wesentliche Zusammenhänge zwischen den einzelnen Erlebensweisen aufgezeigt:

- Agora-/Klaustrophobie versus spezifische Phobien: Die Grundbedingungen und Differenzen beider Furchtformen werden bestimmt (Kapitel 2).
- Angst und Melancholie: Diese Beziehung, die vielfach festgestellt, aber bis heute letztlich ungeklärt ist, wird in einen neuen Zusammenhang gestellt (Kapitel 3).
- Melancholie und Manie: Gerade diese Verbindung und die Frage nach der Grundstörung von Melancholie und Manie läßt sich mit der polaren Struktur systematisch erfassen (Kapitel 4 und 6).

6 Eine Ausnahme bildet Jaspers, 1973, S. 95.
7 Schneider, 1987, S. 28; Wandruszka, 1968, S. 17.

- Zwang zwischen Melancholie und (spezifischen) Phobien: Die Zwangserkrankung und ihre bisherige unklare Nosologie (Angststörung versus eigenständiges Krankheitsbild) können vor dem Hintergrund einer eindeutigen Differenzierung von Angst und Furcht aus einer neuen Perspektive betrachtet werden (Kapitel 7 und Kapitelabschnitt 10.2).

2 WAS IST FURCHT?

2.1 Reale Furcht

Als Furchtformen werden hier im wesentlichen reale Furcht sowie die Phobien in ihrem Spektrum von räumlich bis gegenständlich betrachtet. Anhand mehrerer Beispiele werden die Konstituenten aufgezeigt, die Furcht in ihren unterschiedlichen Varianten bestimmen.

Zunächst steht die sogenannte reale Furcht im Vordergrund. Von realer Furcht wird gesprochen, wenn Gefahr und Furchterleben in einem sinnvollen, nachvollziehbaren Zusammenhang stehen, sich also das Furchterleben in unmittelbar verständlicher Weise aus einer real gegebenen Gefahr ableiten läßt. Doch bei genauerer Betrachtung zeigt sich, daß dieser Zusammenhang nur in vergleichsweise wenig Fällen wirklich eindeutig ist, nämlich nur in solchen Situationen, die objektiv als ausweglos zu bestimmen sind, wo der Betroffene der äußeren Gefahr tatsächlich nicht mehr entrinnen kann.[8] In den weitaus meisten Fällen ist es dagegen so, daß eine Vielzahl von situativen Bedingungen und subjektiven Erfahrungen mit darüber entscheidet, ob etwas als gefährlich (und entsprechend furchtbar) eingeschätzt wird oder nicht. Grundlegende Bedingung ist, daß Gefahr überhaupt erst einmal als solche wahrgenommen wird. Nicht selten wird erst im nachhinein eine bestimmte Situation als gefährlich erkannt. Aber auch wenn etwas als potentiell gefährlich wahrgenommen wurde, gilt Heideggers Charakteristikum von Gefahr (im Zusammenhang mit Furcht):

> ... es kann [eintreten] und am Ende doch nicht.[9]

Es geht im weiteren eben um die Frage, durch was diese Ungewißheit des Eintretens moderiert wird; dadurch wird letztlich mit darüber entschieden, wie »fürchterlich« eine potentielle reale Gefahr erlebt wird. Es geht also um die Frage nach einem Kriterium, das vor allem, was sonst noch bei Furcht

8 Beispielsweise bei Naturkatastrophen.

9 Heidegger, 1993, S. 141.

und deren Entstehung eine Rolle spielt, das Ausmaß von Furcht (oder Nicht-Furcht) in einer gegebenen Situation wesentlich mitbestimmt.
Bereits die klassischen Reaktionsschemata auf Furcht und Gefahr,[10] nämlich Flucht und Abwehr, deuten auf ein solches zentrales Kriterium hin; denn beide Reaktionen sind Ausdruck verbleibender Bewegungsmöglichkeiten oder auch eines Restpotentials des Sichbewegen-Könnens in einer akuten Gefahrensituation. Dies bedeutet, daß jemand in an sich gleichartigen gefährlichen Situationen weniger Furcht empfindet, wenn er über ein Mehr an Bewegungsmöglichkeiten (d. h. in diesem Fall etwa über mehr Flucht- oder Abwehrmöglichkeiten) verfügt, und mehr Furcht hat, wenn ihm kaum noch Bewegungsmöglichkeiten bleiben. Grundsätzlich wird dabei der Bewegungsspielraum durch zwei Faktoren bestimmt: zum einen natürlich durch die mentale und körperliche Verfassung des Betroffenen, zum anderen, und das ist bei realer Furcht ein konstitutives Moment, durch das Bewegungspotential des Furchtobjektes. Je größer dieses Potential ist, um so stärker schränkt es die Bewegungsmöglichkeiten des Subjektes ein; im schlimmsten Fall geht es bis zur Erstarrung, bei der dann die Furcht ein Höchstmaß erreicht.
Diese Zusammenhänge seien anhand eines Beispiels verdeutlicht, das dem Alltag entnommen sein könnte. Eine Person verläßt das Haus, um spazierenzugehen. Da der Spaziergänger einigermaßen gesund und nicht phobisch ist, kann er zügig Straßen und freie Plätze überqueren. Nach einiger Zeit kommt er an einer Gartenkolonie vorbei und beschließt, dort ein paar neue Wege zu erkunden. Kurz nach dem Eintritt in die Kolonie geht er an einem umzäunten Grundstück vorbei, in dem sich drei große, kräftige Hunde befinden, die sofort, wenn sie den Menschen wahrnehmen, wild hin- und herlaufen und aggressiv bellen. Trotz des Schreckens bleibt die Furcht des Spaziergängers eher gering, weil die Hunde ihm durch die Umzäunung nicht in die Quere kommen können. Er kann sich also der unangenehmen, aber ungefährlichen Situation durch beliebiges Weitergehen entziehen. Im nächsten Moment sieht der Betroffene, daß die Hunde über ein niedriges Gartentor gesprungen sind und jetzt gewissermaßen freie Bahn haben. Seine Situation hat sich schlagartig geändert.
Gemeinhin wird man die nun aufkommende Panik des Spaziergängers als

10 Beide Begriffe haben im mittelniederdeutschen »vare« (Gefahr, Furcht) einen gemeinsamen etymologischen Ursprung (siehe dazu z. B. *Duden. Etymologie*, 1997, s. v. Gefahr).

große Furcht vor anstehenden Bißverletzungen[11] und deren Konsequenzen interpretieren. Allerdings geht dieser berechtigten und vollkommen verständlichen Befürchtung etwas Wesentliches voran, und zwar ein spezifisches Ohnmachtserleben, das geradezu konstitutiv für die anschließende Panik und Furcht ist. Dieses Ohnmachtserleben hat seinen Ursprung in der Gewißheit, daß die verbleibenden Flucht- und Abwehrpotentiale als Bewegungsmöglichkeiten angesichts der Schnelligkeit und Beweglichkeit, mit der die Hunde offenbar ihre Absicht ausführen könnten, vergleichsweise gering sind. Erst durch dieses Ohnmachtserleben, das den Betroffenen zunächst eher lähmt und erstarren läßt, als daß es ihn aktiviert, potenziert sich auch die Erwartung, im nächsten Augenblick gebissen zu werden. Um große Furcht und Panik zu empfinden, muß also ein solches Ohnmachtserleben vorangehen. Umgekehrt bedeutet dies, daß die Furcht vor den Bißverletzungen um so geringer wird, je weniger sich dieses Ohnmachtserleben entfalten kann. Wenn beispielsweise der Spaziergänger ein geübter Motorradfahrer wäre und, anstatt zu Fuß zu gehen, auf einem Geländemotorrad den Weg entlang gefahren wäre, wüßte er (zumindest intuitiv), daß die Beweglichkeit und Schnelligkeit der Hunde gegenüber der Schnelligkeit des Motorrades wesentlich geringer ist. Die geringere Ohnmacht hätte unmittelbar eine geringere Furcht (auch hinsichtlich der nun unwahrscheinlicher werdenden Bisse) zur Folge. Demnach konstituiert sich reale Furcht auf der Grundlage einer subjektiv zugeschriebenen Bewegungsübermacht des Furchtobjektes. Mit dieser Übermacht korreliert ein Ohnmachtserleben des Betroffenen, das wiederum Voraussetzung für das Entstehen einer konkreten Furcht vor etwas ist.

2.2 Grundbedingungen von Agora- und Klaustrophobie

Die Bedeutung dieses Ohnmachtserlebens als Ausdruck fundamentalen Bewegungsversagens wird bei näherer Betrachtung der anderen Furchtform, der Phobien, noch deutlicher. Hier zeigt sich, daß es zur Entstehung von Furchterleben nicht zwingend eines nachvollziehbaren Furchtobjektes bedarf; vielmehr genügt Bewegungsversagen als solches, um selbst höchste Furcht auszulösen. Anhand eines typischen Beispiels einer Agoraphobie kann dieser Ansatz hier grob skizziert werden:

11 Hier als drastisches Beispiel von Bewegungsübermacht verstanden.

Eine an Agoraphobie erkrankte Person trifft sich mit ihrem Therapeuten zu einer ersten Reizkonfrontation. Zu diesem Zweck beschließen beide, an einem Sonntagvormittag den Parkplatz eines großen Kaufhauses aufzusuchen. Erwartungsgemäß herrscht zu diesem Zeitpunkt kein Verkaufsbetrieb. Es befinden sich also weder Menschen noch Autos, noch sonstiges auf dem Parkplatz, so daß beide »ungestört« ihr schwieriges Experiment durchführen können. Therapeut und Patient sind nun vor Ort.

Wenn auch nicht so schlagartig wie bei der Person aus dem vorangegangenen Beispiel, steigt nun doch auch die Furcht des Agoraphobikers angesichts des großen vor ihm liegenden Platzes beständig an. Im Vergleich zu der gefährlichen Situation mit den herannahenden Hunden läßt sich wohl kaum eine ungefährlichere Situation ersinnen, als vor einem großen, leeren und damit anscheinend völlig harm- und reizlosen Parkplatz zu stehen, auf dem sich ja nichts tut. Und dennoch zöge der Agoraphobiker die Situation mit den Hunden womöglich vor.

Der Therapeut fordert nun den Patienten auf, langsam in Richtung Mitte des Platzes zu gehen. Nach mehrmaligem Bekunden, daß es ihm unmöglich sei, hält sich der Patient an die vorab festgelegten Absprachen und macht einige äußerst unsichere Schritte auf dem Platz, etwa wie jemand, der auf einen Abgrund zugeht. Der Patient dreht sich dabei mehrmals, zunehmend hilflos in seiner ansteigenden Panik, zu dem Therapeuten um, der ihn aber konsequent ermutigt weiterzugehen. Im nächsten Augenblick ist die Panik des Betroffenen so stark, daß er nun tatsächlich nicht mehr in der Lage ist, nur noch einen Schritt auf diesem Platz zu gehen, und der Therapeut für den Weg zurück zum Auto zu Hilfe kommen muß.

Wie immer sich die Therapie insgesamt gestaltet, ob sie erfolgreich ist oder nicht, ist an dieser Stelle nicht von Bedeutung. Entscheidend ist hier vielmehr die Frage, wie das eben geschilderte Erleben überhaupt möglich ist. Wie läßt sich dieses Phänomen sinnvoll begreifen, daß jemand vor einem mehr oder weniger umgrenzten Raum, von dem an sich nicht die mindeste reale Gefahr ausgeht, in panisches Entsetzen gerät? Erstaunlicherweise gibt es bisher offensichtlich keinen theoretischen Ansatz, der auch nur von der Möglichkeit ausgeht, daß es tatsächlich die spezifische räumliche Konstellation (großer, leerer Parkplatz) ist, von der, aus der Sicht des Phobikers, eine elementare und auch zumindest tendenziell nachvollziehbare Bedrohung ausgehen kann. Statt dessen wird, wie z. B. in der Verhaltenstherapie, von der Bedeutung des Raumes in der Phobie vollständig abgesehen, oder aber man

ist der Ansicht, daß der Raum etwas anderes symbolisiere, das dann zur Erklärung des phobischen Bedrohungserlebens herangezogen wird (siehe Kapitelabschnitt 2.3). Dagegen soll nun versucht werden, die Bedrohung in der Phobie ausschließlich vom Raum her zu erhellen.

Ausgangspunkt ist die Annahme, daß der Raum dem Phobiker in einer phobisch erlebten Situation etwas offenbart, das dem Nicht-Phobiker verborgen bleibt. Bevor hierauf näher eingegangen wird, soll zunächst ansatzweise gefragt werden, wie es denn dem Nicht-Phobiker möglich ist, Plätze, Straßen etc. völlig problemlos zu überschreiten. Wesentliche Hinweise, die eine Antwort hierauf vorbereiten, hat Max Scheler hinterlassen. Grundsätzlich zeigt Scheler auf, daß gelebte Räumlichung ursprünglich bei Bewegung bzw. bei Sichbewegen-Können ansetze:

> Das Kernerlebnis [der Räumlichkeit] ist ursprünglich nur die erlebte Möglichkeit oder besser gesagt das Könnenserlebnis eines Lebewesens, gewisse Bewegungen spontan hervorzubringen. Räumlichkeit wird erspielt, ehe sie vorgestellt und gedacht wird.[12]

Und weiter führt er aus:

> Räumlichkeit ist, nach ihrer subjektiven Seite hin gesehen, also zunächst weiter nichts als die erlebte Macht, Bewegungen vom Wesen der Vitalbewegungen vollziehen zu können. Nicht also ist es unsere Ansicht, daß uns die schon vollzogene Bewegung das Kernerlebnis der Räumlichkeit gibt und ebensowenig die gerade sich vollziehende aktuale Bewegung, sondern vielmehr das Erlebnis der spontanen Selbstbewegungsmacht; gerade sofern diese Macht nicht aktuiert ist, sondern sie in »potentia« bleibt, gibt sie das ursprünglichste Datum der Räumlichkeit.[13]

Hier deutet sich bereits der wesentliche Unterschied zwischen Phobiker und Nicht-Phobiker an. Während letzterer in seiner Selbstbewegung spontan sein kann, bedeutet die oben erwähnte Bewegungsohnmacht in der Phobie hingegen den Verlust der spontanen Selbstbewegungsmacht oder auch der Spontaneität der Selbstbewegung. Dieser Sachverhalt wird im weiteren Verlauf der Untersuchung eine zentrale Rolle einnehmen.

12 Scheler, 1927, S. 296; gelebte Räumlichung meint demnach das unmittelbare Sich-Hervorbringen im Raum vor jeder willentlichen Beeinflussung, d. h. durch spontane Selbstbewegung, und ist analog zum Begriff der gelebten Zeit zu verstehen (siehe v. Gebsattel, 1954 e, S. 130).

13 Ebd., S. 297.

Es stellen sich nun die bereits oben angedeuteten Fragen, was der jeweilige Raum dem bewegungsohnmächtigen Phobiker offenbart und was ihn nicht nur daran hindert, weiter in diesen einzudringen, sondern ihn vielmehr in panische Furcht versetzt. Zu diesem Aspekt lassen sich ebenfalls wesentliche Hinweise bei Scheler entnehmen. Er nennt es das »Phänomen der Leere, [das] höchstes Interesse verdient«.[14] Auch wenn Scheler dieses Phänomen nicht im Zusammenhang mit Phobien erwähnt, so ist doch die Relevanz seiner Anmerkungen für diesen Gegenstand evident:

> Dieses Phänomen der Leere ... entspringt, wie mir scheint, in letzter Linie aus dem Erlebnis der Unbefriedigung und Unerfülltheit eines Triebhungers nach spontaner Bewegung.[15]

Um die Möglichkeit aufzuzeigen, wie aus der Leere des Raumes ein phobisches Bedrohungserleben entspringen kann, muß folgende Passage aus dem Text von Scheler noch hinzugefügt werden:

> Und nur der in seinen Impulsen nach Kraft und Richtung wechselnde Bewegungsdrang des Menschen als Lebewesen ist es, der das seltsame Wunder, das unerhörte Fiktum der natürlichen Weltanschauung des Menschen hervorbringt, daß ihm eine bestimmte Art des Nichtseins ... allem positiv Seinsbestimmten gleichwie ein fundierendes Sein vorherzugehen scheint: der leere Raum. In der natürlichen Weltanschauung erscheint der Raum als eine unbegrenzte, allen Dingen und Bewegungen wahrhaft vorhergehende, ruhende und in ihrem Sein von allen Dingen und Bewegungen unabhängige, also substantiale Leere. Und diese »Form« scheint als Sein zu bleiben, wenn man auch alle Dinge und ihre Bestimmtheiten beliebig veränderte, ja sie völlig aufgehoben dächte; und auch zu bleiben, wenn man ganz andere Gesetze von Bewegungen finden und annehmen würde, als sie tatsächlich bestehen. Die natürliche Weltanschauung zeigt uns Dinge »im« Raum, das heißt Dinge, die im Raum so vorgestellt werden wie Goldfische in ihrem Bassin; ja sie enthält das ungemeine Paradoxon, daß sie uns das wahrhaft positive Sein, das der seienden Dinge, als bloßes Ausfüllsel eines im Sein vorhergehenden, »zugrundeliegenden«, »absoluten«, »leeren«, »ruhenden« Raumes zeigt – als wären die Dinge nur darum da, diese Leere

14 Ebd., S. 297.
15 Ebd., S. 297.

> an bestimmten Stellen auszustopfen und um zuweilen so »in« ihr sich zu bewegen wie die Goldfische im Glasgefäß.[16]

Wenn es auch Scheler, wie bereits erwähnt, hier nicht darum geht, eine Grundlage zur Klärung psychopathologischer Sachverhalte zu schaffen, so zeigt er doch mit der Leere des Raumes ein Phänomen auf, in dem das Versagen des Phobikers in einer gegebenen Raumgestalt gesucht werden kann. Um zu verstehen, daß es die, wie Scheler es ausdrückt, »substantiale Leere« ist, die den Phobiker akut umgibt, muß noch eine weitere Eigenschaft der Leere, auf die Scheler hinweist, einbezogen werden. Er betont mehrfach, daß die Leere stehe und ruhe. Stillstand und Leere sind demnach aufeinander verwiesen. Zunächst einmal zeigt sich hier eine Übereinstimmung zwischen dem (Bewegungs-)Stillstand des Phobikers und dem Stillstehen der Leere des Raumes. Aber der Phobiker ist nicht nur von dem Stillstand, sondern ebenso von der Leere betroffen.

Diese Leere erlebt er als eine Form des basalen Abgetrenntsein von seinem (verbliebenen) Lebensspielraum. Leere selbst, ob die des Raumes oder der Zeit (siehe Kapitelabschnitt 3.2), ist dabei nicht als etwas substantiell Positives, sondern nur als etwas Negatives erlebbar. In diesem Sinn ist das Abgetrenntsein des Phobikers von der natürlichen, räumlich konstituierten Lebenswelt die potentiell erlebbare Seite der Leere des Raumes.

Diese Zusammenhänge lassen sich unschwer auf die oben beschriebene Situation des agoraphobischen Patienten übertragen: Mit jedem weiteren Schritt in die Tiefe des Parkplatzes würde er um so mächtiger von der stehenden Leere ein- und, in seiner Bewegungsohnmacht, von seiner natürlichen Lebenswelt (die u. a. der Therapeut aktuell als Bezugspunkt symbolisiert) ausgeschlossen und abgetrennt sein. Schließlich ist mit dem Erleben des Abgetrenntseins, der fundamentalen Isolation, auch der Grund der aufkommenden Panik genannt. Denn soviel ist sicher: Furcht und, wie in Kapitel 3 verdeutlicht wird, auch Angst haben als ursprüngliches Datum das Moment des elementaren Abgetrenntwerdens, das zu dem jeweiligen spezifischen, schweren Leid führt. Das Besondere an Phobien und der (melancholischen) Angst ist gerade, daß das Moment des Abgetrenntwerdens auf den basalen Ebenen des Raumes bzw. der Zeit ansetzt.

Vor dem Hintergrund des wechselseitigen Zusammenhangs von stillstehender Leere des Raumes und dem Erleben des basalen Abgetrenntseins bei

16 Ebd., S. 298.

Bewegungsohnmacht in dieser Leere läßt sich auch das Phänomen der Klaustrophobie in analoger Weise beschreiben. Während sich in der Agoraphobie mit jedem Schritt in die (stehende) Leere das Erleben, abgetrennt zu sein, verstärkt, wird in der Klausthrophobie das Erleben des Abgetrenntseins durch ein vermeintliches äußeres Abgetrenntwerden eingeleitet. Beispielhaft kann hierbei die Situation in einem steckengebliebenen Fahrstuhl angeführt werden. Grundsätzlich wird sicherlich auch von einer nichtphobischen Person das Steckenbleiben in einem Fahrstuhl als unangenehme Art des Abgetrenntseins erlebt. Dennoch ist sie sich der verbleibenden Verbindungen zur »Außenwelt« gewiß und kann zur wirksamen Entlastung etwa den Alarmknopf drücken und dann auf Hilfe warten. Die Panik des Klaustrophobikers in einer solchen Situation ist dagegen von der verständlichen Beunruhigung des Nicht-Phobikers grundverschieden. Auch hier stellt sich die Frage, wie dieses übermäßige Bedrohungserleben sinnvoll verstanden werden kann. Möglicherweise wird das Abgetrenntsein in geschlossenen Räumen im allgemeinen und in dem Fahrstuhl im besonderen so radikal erlebt, daß wiederum diese »Raumfragmente« in ihrer scheinbaren Unverbundenheit zur bewegten und bewegenden Lebenswelt als stehende und leere Räume erlebt werden. Das Besondere an der Klausthrophobie ist demnach, daß das Erleben des Abgetrenntseins durch ein äußeres Abgetrenntwerden eingeleitet wird. Aber auch die Leere offenbart sich und ist dadurch konstitutiv, daß die Raumfragmente durch ihre Unverbundenheit zum Lebensspielraum zu Leerräumen werden.

Bei beiden Phobien führt das Umschlossensein von einer stehenden Leere zur Panik. Bei der Agoraphobie geht der Patient »schweren Schrittes« in die stehende Leere und verstärkt das Erleben, abgetrennt zu sein, bei der Klausthrophobie wird er durch eine vermeintliche äußere Abtrennung in die stehende Leere gebracht. Wichtig ist hier festzuhalten, daß die stehende Leere eben nur bei einem Verlust der spontanen Selbstbewegungsmacht empfunden werden kann. Der Agoraphobiker bringt sich um die spontane Selbstbewegung, indem er mit schmerzhaften Empfindungen in die stehende Leere geht, der Klausthrophobiker wird quasi in die Leere durch einen äußeren Anlaß, der mit Abtrennen zusammenhängt, gestoßen.

Auch die Höhen-»angst«[17], bei der sich die agoraphobischen Elemente quasi

17 Wenn im folgenden der Begriff Angst in Anführungszeichen steht, wird, entsprechend den zentralen Aussagen dieser Untersuchung, tatsächlich von einem furchtartigen Geschehen ausgegangen. Allein die zwi-

von der Horizontalen in die Vertikale verschieben, läßt sich in ähnlicher Weise begreifen. In allen Fällen verliert der Lebensspielraum seine natürliche Einheit und zerfällt in Zonen relativer Bewegungsfreiheit und phobisch besetzten Leerräumen.

2.3 Viktor Emil v. Gebsattels *Zur Psychopathologie der Phobien*

An dieser Stelle soll nun eine der wenigen Arbeiten einbezogen werden, in der die Phobie aus phänomenologisch-anthropologischer Perspektive beschrieben und analysiert wird: Viktor Emil v. Gebsattels *Zur Psychopathologie der Phobien.*[18] Trotz eines Kardinalfehlers liefert diese Untersuchung einen wohl bis heute einzigartigen Einblick in den Aufbau einer außergewöhnlichen Phobie. Insbesondere zwei Gründe legen es nahe, nun ausführlich auf diese Arbeit einzugehen. Zum einen beschreibt v. Gebsattel die Auswirkungen einer Phobie auf der Grundlage des Zusammenhangs von Wahrnehmung und Bewegung. Dieser Zusammenhang ist von zentraler Bedeutung und hier noch nicht besprochen worden. Zum anderen wird in dieser Untersuchung eine geradezu paradigmatische Fehlinterpretation zur Bedeutung des Raumes in der Phobie angeboten, die der in meiner Arbeit entwickelten Sicht gewissermaßen diametral entgegensteht und für die genannte Untersuchung diverse Probleme nach sich zieht.

Ausgangspunkt der Untersuchung ist ein in sorgfältigen Aufzeichnungen überlieferter Fall einer Patientin mit einer Photophobie. Diese dokumentierte Phobie sei, so v. Gebsattel, aufgrund ihres seltenen Grades an physiognomischer Deutlichkeit[19] geeignet, das Wesen der Phobie als einer krankhaften Reaktion zum Ganzen zur Erkenntnis zu bringen.

Das folgende Zitat des von Viktor Emil v. Gebsattel zugrunde gelegten Originaltextes aus dem 19. Jahrhundert, das von dem berühmten Arzt Christoph Wilhelm Hufeland stammt,[20] soll die Krankengeschichte in einem ersten Schritt grob charakterisieren:

schen Angst und Furcht nicht hinreichend differenzierende umgangssprachliche Verwendung des Angstbegriffes nötigt zu diesem etwas unschönen Kunstgriff.

18 v. Gebsattel, 1954c.

19 Ebd., S. 48.

20 v. Gebsattel gibt folgende Quelle für diesen Text an: *Jahrbuch für praktische Heilkunde*, 1809.

> ... denn wollte sie etwas sehen, und ihr Blick ruhte nur einen Moment auf einem Gegenstande, so wurde das Auge, von der Masse der gesehenen Objekte überwältigt, matt und schloß sich unwillkürlich, und die Kranke litt an den fürchterlichsten Empfindungen, die aber nicht das Auge betrafen, denn hier fühlte sie bloß Druck und Mattigkeit, sondern ihren Worten nach, in einem nicht zu beschreibenden Seelenschmerz und einer Todesangst bestanden. Vergaß sie sich einmal in der Zerstreuung des Gespräches und ließ ihr Auge einen Augenblick auf einem Gegenstand ruhen, so fuhr sie dann plötzlich mit einem heftigen Schrei auf, sank hierauf in sich selbst zusammen und war gewöhnlich einer Ohnmacht sehr nahe. Ganz dieselben Empfindungen hatte sie auch, wenn sich etwas vor ihren Augen bewegte, ...[21]

Vor dem Hintergrund dieses Falles zeigt v. Gebsattel, wodurch das fürchterliche Überwältigungserlebnis beim Anblick von Gegenständen in der Phobie hervorgerufen wird, indem er erklärt:

> ... daß das Überwältigungserlebnis beim Anblick von Gegenständen nicht so sehr durch deren deutlich gesehene Einzelheiten ausgelöst wird als durch den Eindruck ihrer nicht zu bewältigenden Massenhaftigkeit. Dieser Eindruck aber ist selbst schon das Produkt einer psychasthenischen Reaktion, und zwar eine Reaktion auf das Phänomen der Fülle.[22]

Er legt dann weiter dar:

> Wenn wir hören, daß die Fülle der sichtbaren Welt nur zu bewältigen ist durch eine ordnende Gegenbewegung des Hinblicks auf sie, so besteht die adynamische Reaktionsweise ja gerade darin, daß diese mit dem Widerfahrnis der Fülle parallelgehende unmittelbare Selbstbewegung des selegierenden Blickes in das Reich der Sehdinge hinein versagt. Statt in die Sichtbarkeit mit selegierender Blick- und Wahrnehmungsrichtung einzudringen, Wichtiges ins Auge zu fassen, von Unwichtigem abzusehen, bleibt der Psychastheniker sozusagen passiv auf der Schwelle der Sichtbarkeit stehen und nun präsentiert sich ihre Fülle in einem verwirrenden, unübersichtlichen Masseneindruck. Wenn Julie Weber sieht, so sieht sie gleichsam alles: eine ungeordnete, ungegliederte Masse von Seheindrücken kommt auf sie zu, jeder einzelne Faden eines Zeuges springt ihr in die Augen, denn sie sieht

21 v. Gebsattel, 1954c, S. 49.
22 Ebd., S. 55.

> sozusagen ohne zu blicken, ohne die Selbst- und ohne die Füllebeschränkung vorzunehmen, die der auswählende Blick leistet. Kein Wunder, daß ein so geartetes Bild der Welt verwirrt, ängstigt und betäubt.[23]

Die Verschränkung von Wahrnehmungs- und Bewegungsversagen verdeutlicht v. Gebsattel am Phänomen des Überwältigungserlebnisses der gegenständlichen Fülle im gegebenen Raum (»jedes einzelne Ding im Raum«). So sehr nun dieses Überwältigungserleben im Fall von Julie Weber von Bedeutung sein mag, so wenig ist es doch repräsentativ für die typischen Formen von Phobien – so nicht für die typische Agoraphobie, weil ein großer Platz um so bedrohlicher wirkt, je *leerer* er ist. Womöglich verliert ein und derselbe Platz an Bedrohlichkeit, wenn er gerade mit großen Gegenständen (Autos, Verkaufswagen etc.) vollgestellt ist, so daß es einem Agoraphobiker jetzt erst möglich ist, diesen Platz zu überqueren. Auch bei der Klaustrophobie ist es nicht die Fülle, die überwältigt. Dem Phobiker, der in einem Fahrstuhl steckenbleibt, ist es sicher egal, was für Gegenstände um ihn herum sind. Ebenso ist es bei spezifischen Phobien der gleichbleibende einzelne Gegenstand oder Gegenstandstyp, der bedrohlich erlebt wird. Dennoch gibt es sicher Fälle von Agoraphobie und sozialer Phobie, in denen auch Gegenständliches in diffuser Weise miteinbezogen wird, wobei diese Fälle aber eher eine Ausnahme bilden. Keine differenzierenden Hinweise gibt v. Gebsattel, sondern er stellt den Fall Julie Weber gleichsam für das gesamte Spektrum der Phobien, von räumlich bis gegenständlich, als repräsentativ dar. Auch wenn die geschilderte Phobie so geartet ist, läßt sie sich gerade deswegen keiner der typischen Phobien zuordnen.
Um seine Analysen dennoch auf den Gegenstand der Phobie in allgemeiner Hinsicht beziehen zu können, fügt v. Gebsattel seinen Betrachtungen neben der Fülle noch die für Phobien nun zentral bedeutsame Raumqualität der Weite hinzu. Er weist selbst daraufhin, daß die Krankengeschichte keine Hinweise über ein beeinträchtigtes Weiteerleben der Patientin enthalte, folgert aber aus dem phobischen Erleben von Julie Weber, daß sie auch im Weiteerleben beeinträchtigt sein müsse. Indem er also Fülle und Weite beeinträchtigt sieht, schlägt v. Gebsattel die Brücke von einem außergewöhnlichen Fall zur Phobie schlechthin. Und gerade an dem phobischen Versagen des Erlebens der Weite des Raumes versucht er das Konstitutive von Phobien überhaupt zu verdeutlichen. Allerdings trägt seine Interpretation des

23 Ebd., S. 58.

phobischen Weiteerlebens wohl erheblich dazu bei, daß v. Gebsattel selbst in einer nachfolgenden Arbeit die Gültigkeit der von ihm gestellten Diagnose wieder in Zweifel zieht und damit letztlich die Bedeutung der gesamten Untersuchung in Frage stellt.[24]

Während im vorherigen Abschnitt versucht wurde, die Bedrohlichkeit der Weite (aber auch der Höhe und vor allem der Enge) aus den abgewandelten Eigenschaften des Raumes in der Phobie zu verdeutlichen, sieht v. Gebsattel innerhalb seiner Interpretation der Bedrohlichkeit der Weite für den Phobiker letztlich vom Raum selbst ab; vielmehr symbolisiere die Weite des Raumes etwas, worin der Phobiker versage und deshalb nicht von der Stelle könne. So bemerkt v. Gebsattel:

> Die Weite des Raumes ist somit nicht nur ein Bild der entfalteten Welt, sondern auch ein Bild des sich entfaltenden Schicksals, sie symbolisiert Zukunft, und von der Stellung des Menschen zur Zukunft wird sein Erlebnis der räumlichen Weite ganz entscheidend mitbestimmt.[25]
> Man geht in die Weite hinein wie in seine eigene aufgetane Zukunft.[26]

Schließlich fügt er an:

> Wenn nämlich der Phobiker, von der Zukunftsbedeutung der Weite betroffen, nicht »weiter kann«, so ist es eben diese Zukunftsbedeutung, dieser Symbolcharakter, den er nicht zu vollziehen vermag.[27]

Zweifelsohne handelt es sich hier um tiefe Analysen, die vor allem auf die Verschränkung von Räumlichem und Zeitlichem hinweisen. Aber gerade in der Phobie steht der Raum zentral im Vordergrund. Das Zeitliche ist erst sekundär betroffen, wie umgekehrt in der (melancholischen) Angst primär die Zeitlichkeit und erst sekundär die Räumlichkeit tangiert ist (siehe Kapitelabschnitt 3.4). Da aber v. Gebsattel von der genuinen Bedeutung des Räumlichen in der Phobie absieht und statt dessen das Moment der Zeitlichkeit explizit herausstellt, wirft er erhebliche Probleme auf, die sowohl den Zusammenhang der verschiedenen Phobieformen als auch die Abgrenzung zur Depression betreffen.[28]

24 v. Gebsattel, 1959, S. 118.
25 v. Gebsattel, 1954c, S. 66.
26 Ebd., S. 67.
27 Ebd., S. 73.
28 Siehe dazu auch die allgemeine Kritik von Jaspers zu v. Gebsattels strukturgenetischen Ansatz (1973, S. 453 f.).

So ist es beispielsweise vor diesem Hintergrund kaum möglich, in konsistenter Weise das Phänomen der Klaustrophobie zu beschreiben, die eben kein Problem der offenen Weite, wohl aber der geschlossenen Enge ist. Klaustrophobie müßte aus v. Gebsattels Sicht geradezu eine »gesunde« Form von Phobie sein, da sie vor dem sich in der Enge nicht entfaltenden Schicksal in die Weite flieht. Es sei in diesem Zusammenhang erwähnt, daß v. Gebsattel in seinen Analysen auf die Klaustrophobie nicht eingeht.

Ein weiteres Problem besteht in dem nun auch problematisch gewordenen Verhältnis von Fülle und Weite, die zusammen mit Höhe, Tiefe, Enge etc. die Kategorie der Raumqualitäten nach Erwin Straus bilden.[29] Fülle meint das Gesamt der einzelnen Gegenstände in einem gegebenen Raum. Wenn nun Fülle und Weite als Raumqualitäten zusammenhängen und als solche vergleichbar sein müssen, die Weite aber in ihrer Zukunftsbedeutung in den Vordergrund tritt, dann müssen auch die einzelnen Gegenstände eigentlich die stehengebliebene Zukunft symbolisieren. Eine solche Annahme ist aber sehr fragwürdig; letztlich wird dadurch auch nicht mehr nachvollziehbar, wie die Beziehung von Wahrnehmungs- und Selbstbewegungsversagen, die v. Gebsattel so eindrucksvoll anhand der Blickschwäche schildert, mit dem phobischen Räumlichungsversagen im Zusammenhang stehen kann. Es erscheint geradezu folgerichtig, wenn v. Gebsattel, wie bereits erwähnt, in einer nachfolgenden Arbeit, in der er noch einmal zur *Psychopathologie der Phobien* Bezug nimmt, Zweifel an seiner vorherigen Diagnose von Julie Weber äußert. Womöglich ist es gerade der von ihm in den Vordergrund gestellte, konstruierte Zukunftsbezug, der ihn dann dazu veranlaßt, bei Julie Weber alternativ von einer endogenen Depression zu sprechen.[30]

2.4 Grundbedingungen der spezifischen Phobien

Was den eigenen Ausführungen noch fehlt und wobei auch v. Gebsattels Untersuchung nicht weiterhelfen kann, das soll nun in einem ersten Schritt anhand der Frage, auf welche Weise sich aus dem Ineinander von Bewegungs- und Räumlichungsversagen auch das phobische Wahrnehmungsversagen herleiten läßt, wie es sich bei spezifischen Phobien zeigt, erörtert werden.

29 Straus, 1960a.
30 Siehe dazu v. Gebsattel, 1959, S. 118.

Da die Dinge im Raum eingebettet sind, vom Raum umschlossen sind, der Raum die Dinge aus sich entläßt, ist es grundsätzlich vorstellbar, auch das Wahrnehmungsversagen aus dem Räumlichungsversagen herzuleiten. In diesem Sinn werden die vom Phobiker wahrgenommenen Dinge erst als solche, die sich im phobischen (Leer-)Raum befinden, fürchterlich. Das Sichbewegen-Können bzw. Sichnichtbewegen-Können entscheidet demnach nicht nur darüber, wie der Raum erscheint, sondern auch, wie die Dinge in diesem Raum zu dem Betrachter in Erscheinung treten können. Diese Annahme scheint im Widerspruch zu obigen Aussagen zu stehen, in denen davon ausgegangen wird, daß es etwa im Fall von Agora- und Klaustrophobie nur um den Raum und nicht um die in ihm befindlichen Gegenstände geht. Grundsätzlich wird hier aber unterstellt, daß alle Formen der Phobie auf Bewegungs- und damit Räumlichungsversagen zurückzuführen sind, auch die gegenständlich ausgerichteten Phobien. Diese basieren auf Projektionen, die den Sinn haben, unbegreifbare, diffuse Furcht vor dem Raum zu vergegenständlichen, und damit die Grundlage für eine (vermeintliche) Abwehr der fürchterlichen Bedrohung schaffen. Wenn also das Spektrum der Phobien von räumlich bis gegenständlich reicht, so handelt es sich bei Agora- und Klaustrophobie um vergleichsweise reine Phobien. Je konkreter und gegenständlicher die Phobien werden, desto stärker ist das projektive Moment.
Wie solche Projektionen grundsätzlich zu verstehen sind, kann aber erst nach der Betrachtung des Zwangsphänomens, das strukturelle Ähnlichkeiten zu spezifischen Phobien aufweist, näher erläutert werden (siehe dazu Kapitelabschnitte 7.2 und 10.2).
Wie die Wahrnehmung von Dingen durch den sie umgebenden Raum subjektiv beeinflußt wird und welche zentrale Bedeutung hierbei dem Sichbewegen-Können zukommt, hat der Phänomenologe Ludwig Landgrebe in seiner Arbeit *Was ist ästhetische Erfahrung?* in eindrucksvoller Weise beschrieben.[31] Mit dieser Untersuchung eröffnet Landgrebe eine Perspektive, die es ermöglicht, auch bei den spezifischen Phobien ursprünglich von einem Räumlichungsversagen auszugehen. Landgrebe betont, daß sinnliche Erfahrung der Welt im allgemeinen und mit den Dingen im besonderen unmittelbar an das Sichbewegen-Können geknüpft sei:

31 Landgrebe, 1983, wobei der Autor nicht nur die ästhetische Erfahrung, sondern den Wahrnehmungsaufbau schlechthin betrachtet.

> Es ist also primär das System kinästhetischer Bewegungen, in dem sich unsere Welt für uns erschließt. »Welt« ist – konkret verstanden – nichts anderes als der *Spielraum der Möglichkeiten des Sichbewegens*, und anders gibt es für uns keine Welt.[32]

Es ist dabei ein zentrales Anliegen von Landgrebe, die elementare Bedeutung des Raumes innerhalb der »*Genesis*« der Wahrnehmung als »sinnliche Begegnung ...« herauszustellen.[33] Und erst die folgenden Textpassagen legen den Blick dafür frei, daß die Wahrnehmung eines Gegenstandes wesentlich durch die primären Charaktere des Raumes, aus dem der Gegenstand erscheint, mitbestimmt wird:

> Es hat sich nun gezeigt, daß das Für-uns-dastehen eines Dinges im Raume das *Resultat* einer sehr vielschichtigen Genesis in einer Vielfalt kinästhetischer Bewegungen ist. Das Wahrnehmungsding in seiner Reinheit mit seinen materiellen und kausalen Beschaffenheiten hat niemand gesehen. Es ist Ergebnis einer Abstraktion von den primären Charakteren, in denen sich das Erscheinende in unserer Umwelt zeigt. Diese Abstraktion hat freilich ein wohlbegründetes Motiv: in diesen primären Charakteren zeigt es sich, so wie es uns »subjektiv« erscheint.[34]

Und weiter führt er aus:

> Diese atmosphärischen Charaktere als solche der »Stimmung« sind für die ästhetische Erfahrung von größter Bedeutung. Hier sei nur auf die affektive Bedeutung hingewiesen, die sie für die kinästhetische Bewegung haben können. Der dunkle Hintergrund kann als »gleichgültig« übergangen oder als bedrohlich in der weiteren Bewegung vermieden werden. Er kann aber auch dazu »einladen«, weiter in ihn einzudringen durch kinästhetische Bewegung. Da Affiziertwerden auf einem »Auffallen« beruht, enthält es also in sich bereits die Motivation zu weiteren Bewegungen. Sie können eine Fluchtbewegung sein, andererseits die Bewegung des näheren Herangehens an das schon Erblickte, die Bewegung seines ergreifenden Einfangen und der darauf folgenden genaueren Betrachtung und Untersuchung des Eingefangenen – ein schon frühes kindliches Spiel. Die wahrnehmende Betrachtung des erlangten Dinges, wobei sich seine Farbigkeit, seine Härte oder

32 Ebd., S. 134.
33 Ebd., S. 132.
34 Ebd., S. 136.

> Weichheit etc. zeigt, ist also niemals das Erste, bei dem das Bekanntwerden mit der Umwelt einsetzt, sondern als *Resultat* vermittelt durch die dahin führenden kinästhetischen Bewegungen. Diese *Vermittlung* wird also nicht erst durch die Reflexion geleistet, sie liegt vielmehr vor aller Reflexion und ist schon immer erfolgt, bevor die Reflexion einsetzen kann.[35]

Daraus folge, daß:

> Sinnlichkeit niemals reine Rezeptivität als ein Erleiden [ist], sondern das spontane Zusammenspiel von kinästhetischen Bewegungen, deren Einübung im frühesten Kindesalter schon lange vor dem Erwerb der Sprachfähigkeit und damit vor aller Möglichkeit von Reflexion beginnt; ... [36]

Hieraus ergibt sich, daß die Grundlage für ein phobisches Erleiden dann geschaffen ist, wenn das spontane Zusammenspiel zusammenbricht. Die fundamentale Bedeutung des spontanen Zusammenspiels kinästhetischer Selbstbewegung für die Wahrnehmung im Raum faßt Landgrebe so zusammen:

> In diesem Sinne kann der Inbegriff dieser allbekannten sinnlichen Vollzüge als das verstanden werden, was allen Menschen gemeinsam ist und sie als dieses Gemeinsame verbindet, so daß Aussagen von unbedingter Allgemeinheit und Notwendigkeit gerade darüber möglich sind. Sie betreffen die *unterste Bedingung jeder möglichen Kommunikation* und damit das »Apriori« als die Bedingung ihrer Möglichkeit.[37]

Wenn nun diese Ausführungen auf die Entwicklung von spezifischen Phobien bezogen werden, so läßt sich bereits an dieser Stelle, zumindest ansatzweise, verdeutlichen, welche Konsequenzen Bewegungs- und Räumlichungsversagen auf die Wahrnehmung haben können; Landgrebe gibt selbst, wenn auch im Umkehrschluß, den Hinweis, daß es sich im wesentlichen um einen »Kommunikations«-zusammenbruch handelt, d.h. um ein basales Unterbrochensein der Verbindung zwischen Subjekt und räumlich-gegenständlicher (Um-)Welt, das auch im obigen Sinn als Abgetrenntsein verstanden werden kann.
Nun sei noch auf einen zentralen Aspekt hingewiesen, der bereits die Ausführungen in Kapitel 4 vorwegnimmt. Landgrebe betont mehrfach, daß mit

35 Ebd., S. 135 f.
36 Ebd., S. 134.
37 Ebd., S. 137.

jedem Ausdruck der Spontaneität der sinnlichen Bewegung unmittelbar die Selbsterfahrung der Freiheit einhergehe. Er verdeutlicht diese Verbindung insbesondere am Beispiel der ästhetischen Erfahrung, wie sie sich im allgemeinen in jedem freien Spiel der Bewegung und im besonderen im künstlerischen Schaffen vollzieht. Spontaneität und Freiheit(-sgefühl) würden sich dabei immer schon vor jeder Reflexion konstituieren, die selbst ein »Nachgewahren« (Husserl) sei, also selbst nichts Neues hervorbringe. Wenn in diesem Sinn etwa Phobien (aber auch Depression und Zwang, wie in Kapitel 6 und 7 beschrieben) als elementare Beeinträchtigungen der Freiheitsgrade im Verhalten und Erleben verstanden werden, so wird hier deutlich, daß diese Beeinträchtigungen erst sekundär solche der Handlungs- und Willensfreiheit sind. Ursprünglich handelt es sich um spezifische Spontaneitätsverluste.

2.5 Zum Begriff der reinen Furcht

Es stellt sich an dieser Stelle die Frage, ob sich aus den hier beschriebenen Furchtformen eine Art der reinen, ursprünglichen Furcht ableiten läßt. Das wesentliche Kriterium ist dabei nicht, welche der Furchtformen am frühesten eintritt oder am natürlichsten erscheint. Vielmehr ist das Apriori von Furcht überhaupt angesprochen, aus dem erst alle weiteren Furchtformen entstehen können. Dieses Apriori ist der Raum selbst. Es zeigt sich, daß selbst die stärksten Ausprägungen von Furcht gerade in nahezu vollkommener Abwesenheit von irgend etwas entstehen können. Vor diesem Hintergrund sind es am ehesten die raumbezogenen Phobien, die den Ursprung von Furcht freilegen. Da sich aber die Agora- und die Klaustrophobie auch nicht auf den Raum an sich, sondern auf bestimmte Qualitäten des Raumes beziehen, enthalten auch diese Furchtformen letztlich ein projektives Moment. Allerdings ist dieses im Vergleich zu den gegenständlichen Phobien wesentlich geringer. Im übrigen basieren auch die meisten Fälle von realer Furcht auf projektiven Anteilen bzw. auf subjektiven Zuschreibungen. Letztlich ist aber auch bei gegenständlicher Furcht (realer oder nicht realer) der Raum als Apriori konstitutiv. Denn ob etwas gefährlich ist oder nicht, hängt wesentlich davon ab, ob der umgebende Raum es aus sich entläßt – und wenn er es tut, wie. Auf diese Weise kann die (scheinbare) Gefahr noch weit entfernt sein oder durch etwas im Raum befindliches am Herannahen gehindert werden.

Somit ist der Begriff der reinen Furcht dadurch gerechtfertigt, daß er unmittelbar auf das Apriori von Furcht überhaupt verweist. Gleichermaßen deutet sich das Apriori der Angst an: die Zeit.

3 WAS IST ANGST?

3.1 Der Begriff der reinen Angst

Analog zur Furcht wird im folgenden zunächst der Frage nach einem reinen Angstbegriff und damit dem Apriori der Angst nachgegangen. Der Begriff der reinen Angst als solcher tritt in der Literatur eher selten auf und wird darüber hinaus unterschiedlich verwendet. Für Max Scheler steht reine Angst in unmittelbarem Zusammenhang mit dem »hemmenden, beengenden Druck der Wirklichkeit«.[38] Gustav Ernst Störring bezeichnet vitale und seelische Angst bei der endogenen Depression als reine Angst.[39] Als Alternative zum Begriff der reinen Angst scheint häufiger Urangst (im Alltag etwa als Gegensatz zu Urvertrauen) verwendet zu werden, die Kurt Schneider[40] und v. Gebsattel[41] ebenfalls in die Psychopathologie eingeführt haben. Hinrich Fink-Eitel hat in eindeutiger Abgrenzung zur Furcht Heideggers Daseins- und Weltangst und Kierkegaards Freiheits- und Schuldangst als reine Angst bezeichnet.[42] Allerdings, so Fink-Eitel, seien diese Angstformen eine Ausnahme. Normalerweise gingen Angst und Furcht ineinander über, seien eher intentional und bildeten daher keinen Gegensatz.[43]

Für die weitere Untersuchung dienen Heideggers und Kierkegaards Angstanalysen als Ausgangspunkt. Eine besondere Bedeutung kommt dabei der Frage zu, inwieweit sich diese philosophisch begründete Angst grundsätzlich auch im psychopathologischen Kontext bewähren kann.

38 Scheler, 1991, S. 55.
39 Zitiert aus: Schmidt-Degenhard, 1986, S. 333.
40 Schneider, 1950, S. 13.
41 v. Gebsattel, 1954f., S. 386.
42 Fink-Eitel, 1993, S. 86.
43 Ebd., S. 70.

3.2 Angst und das Nichts

Wesentliche Aspekte der Angst treten durch deren unmittelbaren Zusammenhang mit dem Nichts in den Vordergrund. Grundsätzlich bemerkt Kierkegaard:

> Fragen wir nun näher, welches der Gegenstand der Angst ist, so ist hier allewege zu antworten: Dieser ist Nichts. Die Angst und Nichts entsprechen einander beständig.[44]

Und ebenso:

> Welche Wirkung hat aber Nichts? Es erzeugt Angst.[45]

Heidegger entfaltet diese Beziehung weiter:

> Die Angst offenbart das Nichts.[46]
> Die Angst ist die Grundbefindlichkeit, die vor das Nichts stellt.[47]

Wie aber werden das Nichts und die Angst erfahren? Was ist der Ursprung dessen, das wir als Angst erleben? Um diese Frage zu beantworten, gilt es, in einem ersten Schritt die wesentlichen miteinander zusammenhängenden Erlebensmomente der Angst aufzuzeigen. Hierzu geben Heideggers Analysen entscheidende Hinweise:

> In der Angst ist einem »unheimlich«.[48]
> Die alltägliche Vertrautheit bricht in sich zusammen.[49]
> Sie [die Angst] enthüllt die Unheimlichkeit des alltäglich vertrauten In-der-Welt-seins.[50]
> Wir können nicht sagen, wovor einem unheimlich ist. Im Ganzen ist einem so. Alle Dinge und wir selbst versinken in eine Gleichgültigkeit. ... Es bleibt kein Halt. Es bleibt nur und kommt über uns – im Entgleiten des Seienden dieses – »kein«.[51]

44 Zitiert aus: Bollnow, 1984, S. 67.
45 Ebd., S. 67f.
46 Heidegger, 1992, S. 32.
47 Zitiert aus: Bollnow, 1984, S. 68.
48 Heidegger, 1993, S. 188.
49 Ebd., S. 189.
50 Heidegger, 1993, S. 342.
51 Heidegger, 1992, S. 32. Gerade am Beispiel des Verweisungszusammenhanges von Angst und Nichts zeigt sich die Fruchtbarkeit für die Philosophie, »Stimmungen« nicht nur als Objekte, sondern als »Organe«

Das Zusammengehen des Nichts und der Gleichgültigkeit in der Angst gibt folgende Textstelle wieder:

> Im besonderen begegnet das Wovor der Angst nicht als ein bestimmtes Besorgbares, die Bedrohung kommt nicht aus dem Zuhandenen und Vorhandenen, vielmehr gerade daraus, daß alles Zuhandene und Vorhandene einem schlechthin nichts mehr »sagt«. Es hat mit dem umweltlichen Seienden keine Bewandtnis mehr. Die Welt, worin ich existiere, ist zur Unbedeutsamkeit herabgesunken, und die so erschlossene Welt kann nur Seiendes freigeben im Charakter der Unbewandtnis. Das Nichts der Welt, davor die Angst sich ängstet, besagt nicht, es sei in der Angst etwa eine Abwesenheit des innerweltlichen Vorhandenen erfahren. Es muß gerade begegnen, damit es *so gar keine* Bewandtnis mit ihm haben und es sich in einer leeren Erbarmungslosigkeit zeigen kann. Darin liegt jedoch: das besorgende Gewärtigen findet nichts, woraus es sich verstehen könnte; es greift ins Nichts der Welt; ...[52]
> ... Die Welt hat den Charakter völliger Unbedeutsamkeit.[53]

Die hier genannten Aspekte der Angst wie Unheimlichkeit, unbestimmte Bedrohung einerseits, Bedeutungslosigkeit der Welt, Gleichgültigkeit, Leere und Vereinzelung andererseits weisen daraufhin, daß die Bedrohung der Angst wesentlich mit Indifferenzerleben[54] zusammenhängt.

Entscheidend ist hierbei nun, daß Gleichgültigkeit und Bedeutungslosigkeit der Welt zunächst nicht als solche bedrohlich sind. Vielmehr wird durch beides vermittelt, daß das betroffene Subjekt mit der Welt als ganzer nicht mehr verbunden ist, d. h. von der zuvor selbstverständlichen, mit subjektiven Bedeutsamkeiten ausgefüllten Welt in der Angst fundamental abgetrennt wird. Und gerade dieses Abgetrenntwerden ist, wie noch eingehend zu zeigen sein wird, das Konstitutive der Angst als Erleben von unheimlicher Bedrohung.

Durch den Zusammenhang von Angst und Nichts wird das Phänomen der Langeweile wesentlich mitberührt. Und gerade der Bezug zur Langeweile erschließt hier weitere Aspekte. Wie die Angst gilt auch die Langeweile als Erfahrung des Nichts, in welcher der Mensch sich selbst entgleitet und zu

des Erkennens (Safranski, 1994) zu interpretieren, die der Heideggerschen Philosophie gewissermaßen den Antipoden zu ihrem zentralen Erkenntnisobjekt, dem Sein, geliefert haben.

52 Heidegger, 1993, S. 343.

53 Ebd., S. 186.

54 Aus pragmatischer Sicht kann Indifferenz mit dem Nichts gleichgesetzt werden.

einem indifferenten Niemand wird. Angst und Langeweile sind demnach unmittelbar miteinander verwandt. Entsprechend sieht Otto Friederich Bollnow beide als »Schattierungen einer letztlich einheitlichen Grundstimmung«.[55] Auch Georg Scherer betont hier eine »deutliche Parallele«.[56] Und doch unterscheiden sich beide darin, daß selbst in der tiefen, eigentlichen Langeweile die Bedrohung nicht in der gleichen Weise wie bei der Angst wirksam ist. Das von Langeweile betroffene Subjekt langweilt sich bei allem noch in der Welt, auch wenn sich bereits »eine gewisse Ablösung vom Langweiligen«[57] vollzieht. Der Mensch in Angst steht dagegen als ein Vereinzelter der Welt bereits unverbunden gegenüber. Während in der Langeweile die Selbst- und Weltbezüge nur unmerklich geworden sind, haben sie sich in der Angst schon aufgelöst. Es bleibt pure Innerlichkeit. Dieser Hiatus, der über das Aufsteigen bzw. Wegbleiben von Bedrohung entscheidet, ist möglicherweise der wesentliche Unterschied zwischen beiden Erlebensweisen.

Aber nicht die Unterschiede, sondern gerade die strukturellen Ähnlichkeiten von Angst und Langeweile decken einen weiteren elementaren Aspekt der Angst auf. Heidegger zeigt durch die phänomenologische Analyse der Langeweile grundlegende Modalitäten der Zeitlichkeit des Daseins auf. Als Beispiel nimmt er etwa die Situation, in der jemand auf einem weit abgelegenen Bahnhof den Zug verpaßt hat: Der nächste Zug komme erst Stunden später; der Bahnhof selbst liege in einer reizlosen Gegend, und der Betroffene werde deshalb alsbald versuchen, sich irgendwie die Zeit zu vertreiben, Kreise in den Boden malen, alle paar Minuten auf die Uhr schauen, hin und her gehen; und doch, es helfe alles nichts:

> Die Dinge kehren sich gleichsam von uns ab, überlassen uns uns selbst, so daß wir uns enttäuscht von ihnen abwenden. ... Wir kommen fast um vor Langeweile.[58]

Das Subjekt werde durchherrscht von einer lähmenden Betroffenheit vom zögernden Zeitverlauf.[59] Es sei auf sich selbst zurückgeworfen und gleichsam in eine umfassende Leere hineingehalten. Hierin zeigt Langeweile wiederum deutliche Parallelen zur Angst.

55 Bollnow, 1984, S. 71.
56 Scherer, 1994, S. 65.
57 Ebd., S. 63.
58 Zitiert aus: ebd., S. 63.
59 Zitiert aus: ebd., S. 63.

Diese Parallelität verweist nun auf den Zusammenhang zwischen Zeitigung bzw. gelebter Zeit (s. u.) und Angst, der weiter in Kapitelabschnitt 3.4 von zentraler Bedeutung sein wird. Der zögernde, stark gedehnte Zeitverlauf in der Langeweile erfährt in der Angst noch eine Steigerung in Richtung Zeitstillstand. Wolfgang Thiele stellt fest:

> In der nackten Angst dagegen scheine sie [die Zeit] stille zu stehen.[60]

Wichtige Hinweise, die für diese Annahme sprechen, ergeben sich ebenfalls bei Heidegger. Er betont ausdrücklich und mehrmals, daß »die Gegenwart der Angst *gehalten* ist«.[61] Vor dem Hintergrund dieses, Zeitstillstand bedeutenden Angehaltenseins der Gegenwart in der Angst tritt nun auch der Grund des Abgetrenntwerdens klarer hervor.

Ein Individuum, das in der gelebten Zeit[62] still steht, wird von der auf Zukunft gerichteten Mitwelt in der gelebten Zeit zurückgelassen. In diesem Sinne bleibt es aber nicht nur hinter ihr zurück, sondern ebenso hinter sich selbst, da es nur in einer (vorlaufenden) Welt eigene Lebensvollzüge realisieren kann. Dieses Zurückbleiben entwickelt sich zu Angst, wenn es eine derartige qualitative Steigerung erfährt, daß es umschlägt in ein Verschlossenwerden, das wiederum das Erleben des Zurückbleibens potenziert.

Und erst diese sich wechselseitig verstärkende Dynamik von Zurückbleiben und Verschlossenwerden konstituiert die angsttypische Vereinzelung als elementare Ablösung bzw. Abtrennung von der Welt. Entscheidend ist hierbei, daß das sich ängstigende Subjekt die aufkommende Angst immer in Ohnmacht, also ohne sich gegen sie wehren zu können, erlebt. Verschlossenwerden hat also nichts mit willentlichem Sichverschließen zu tun. Und nur in dieser passiven Form, in der das Individuum sich an das Verschlossenwerden ausgeliefert erlebt und eine unmittelbare Kontaktaufnahme zur Welt nicht mehr möglich ist, entwickelt sich das genuine Angsterleben als eine unheimliche Bedrohung.

Reine Angst bedeutet also gleichermaßen, aufgrund der stillstehenden Zeit hinter den eigenen Lebensmöglichkeiten zurückzubleiben und, in einer Stei-

60 Thiele, 1965, S. 117.

61 Heidegger, 1993, S. 344.

62 Gelebte Zeit ist im wesentlichen ein spontanes Geschehen und nicht bewußt erlebbar. Erlebte Zeit ist dagegen der Reflexion zugänglich. Störungen der gelebten Zeit bilden nach v. Gebsattel den Ausgangspunkt für die Psychopathologie der Psychosen, Störungen der erlebten Zeit stellen dagegen einen Bezug zu Neurosen her (siehe dazu: v. Gebsattel, 1954 e, S. 130).

gerung dieser Erlebensweise, diesen Möglichkeiten gegenüber verschlossen und damit letztlich von der unmittelbaren Lebenswelt abgetrennt zu werden.

Diese Bestimmung des Angstbegriffes wird u. a. in der Angstkonzeption von Kierkegaard zumindest indirekt bestätigt. Für Kierkegaard ist Angst gleichermaßen Angst vor der Welt wie Angst um die Welt.[63] Bezogen auf den hier entwickelten Ansatz entspricht das Zurückbleiben der Angst um die Welt und das Verschlossenwerden der Angst vor der Welt.

Vor dem Hintergrund dieser Angstbestimmung läßt sich auch die enge Beziehung von Angst und Schulderleben aufzeigen, das wie Angst »den Einzelnen als Einzelnen [setzt]«.[64] Wenn Angst der innere Zustand des Subjektes ist, dessen Welt akut in Bedeutungslosigkeit versinkt, so drückt Schuld das noch mögliche Weltverhältnis des sich ängstigenden Individuums aus, das sich der Welt gegenüber losgelöst sieht und sich doch mit dieser wieder neu vereinigen muß. Aufschlußreich ist in diesem Zusammenhang die Etymologie des Begriffes Schuld. Das germanische »skuldi« (= Schuld) und das sinnverwandte indogermanische »skel« (= trennen, scheiden, spalten) weisen auf das Abgetrenntsein im Schulderleben hin. Die Forderung des Sollens drückt sich in den Begriffen »skulle« oder »skal« (= ich soll) aus, die mit dem Begriff »skel« verwandt sind.[65] Der Begriff Schuld weist demnach nicht nur, wie Angst, auf die Vereinzelung hin, sondern enthält darüber hinaus die Forderung, die Trennung in einer noch zu verwirklichenden neuen Einheit zu überwinden.

3.3 Angst und Melancholie

Eine in diesem Sinn verstandene Angst, die sich klar von den räumlich dimensionierten Furchtformen abgrenzt, zeigt deutliche Parallelen zur Melancholie.[66] Auch Melancholie äußert sich elementar in einem Erleben

63 Siehe dazu: Fink-Eitel, 1993, S. 83.

64 Kühnhold, 1975, S. 78.

65 Dazu auch: ebd., S. 79.

66 Melancholie wird im folgenden synonym mit endogener Depression verwendet. Der Begriff Melancholie wird hier verwendet, weil die Verwendung und Bedeutung dieses Begriffes der umfassendere ist und auch historische Bezüge einbezogen werden können (siehe Kapitel 8). Darüber hinaus erlaubt der Melancholiebegriff, zumindest in seiner ursprünglichen Bedeutung, die Annahme eines, im Text zugrunde gelegten, quantitativen Unterschieds zwischen einem normalen und einem klinisch relevanten Erleben. In diesem Zusammenhang wäre auch eine explizite Unterscheidung zwischen Neurose und Psychose im Zusammenhang mit Melancholie hinfällig.

von Bedeutungslosigkeit, Leere, Vereinzelung, unheimlicher Bedrohung und häufig einem ausgeprägtem Schulderleben. Die Parallelität sei in unverbindlicher Weise an einer Angstbeschreibung von Bollnow verdeutlicht. Die Begriffe Angst und Melancholie wären hier geradezu austauschbar:

> Grade in dieser Unbestimmtheit liegt der eigentümlich bedrängende Charakter der Angst. Grade weil der Mensch nicht von einer bestimmten Seite her bedroht ist, kann er sich auch nicht gegen diese Bedrohung wenden und in der Abwehr dann wieder seine eigne Sicherheit zurückgewinnen. Die Bedrohung scheint in einer unfaßbaren Weise von allen Seiten zugleich zu kommen, so daß man sich nicht gegen sie wehren kann. Es ist vielmehr so, daß das Verhältnis des Menschen zur Welt im ganzen in der Angst erschüttert wird. Die ihn sonst so warm und vertraut umgebende und mit ihren verschiedenen Lebensbezügen tragende Welt ist plötzlich wie ferngerückt. Es hat sich etwas zwischen ihn und die ganze geistige Welt mit ihren Werten und Idealen gelegt. Was ihn sonst freute und wofür er sich einsetzte, ist wie von einem allgemeinen grauen Nebel der Gleichgültigkeit verschlungen. Alles bunte und farbige Leben erstarrt und verblaßt in der Angst. Alle Sinngebung des Lebens ist in hoffnungsloser Fragwürdigkeit versunken. Der Mensch hat nichts mehr, an das er sich halten könnte. Er greift ins Leere und findet sich in völliger schrecklicher Einsamkeit und Verlassenheit.[67]

Es ist ja ein Hauptanliegen dieser Untersuchung, den unmittelbaren Zusammenhang von Angst und Melancholie systematisch zu betrachten und dabei eine neue Perspektive sowohl zur Angst als auch zur Melancholie aufzuzeigen. Zuvor werden in einem ersten Schritt verschiedene Ansätze aus der vorliegenden Literatur vorgestellt und diskutiert, die sich ebenfalls mit dieser Beziehung auseinandergesetzt haben.

Der Zusammenhang von Angst und Depression wurde bereits in den frühen psychopathologischen Arbeiten entwickelt. Michael Schmidt-Degenhard weist etwa auf Wilhelm Griesinger hin, der Mitte des letzten Jahrhunderts von dem objektlosen Gefühl der Angst bei schweren Melancholien sprach und den Grundzustand der Melancholie als »basale, innere Angstempfindung« bezeichnete, »eine schreckliche innere Angst, die zum Ersticken quäle«.[68]

67 Bollnow, 1955, S. 67.
68 Zitiert aus: Schmidt-Degenhard, 1986, S. 330.

Ähnlich beschrieb auch Jean Etienne Dominique Esquirol, daß

> ... »die an Lypomanie (= Melancholie) Leidenden sich in permanent wiederkehrenden Ängsten aufreiben«, während »andere durch ein verschwommenes Gefühl, das keinerlei Motive hat, geschreckt werden: ›ich habe Angst‹, sagen die Kranken, ›aber wovor, ich weiß nicht wovor, aber ich habe Angst‹.« ...[69]

Ein bemerkenswerter Zusammenhang zwischen Angst und Melancholie wurde von Kurt Schneider gesehen. Danach werden in der Depression keine Ängste als positive Symptome produziert, sondern

> ... *hier lediglich die Urängste des Menschen durch die Psychose aufgedeckt* ...[70]

Diese Urängste bezögen sich auf den Leib (Angst vor Erkrankung), die Seele (Angst vor Versündigung) und dem wirtschaftlichen Auskommen (Angst vor ruinöser Verschuldung). Sie seien die Sorgen des Menschen und damit

> ... gerade *über*individuelle, *über*charakterliche Ängste ..., die hier [in der Melancholie] freigelegt werden.[71]

Zumindest indirekt zeichnet sich hier ein eher quantitatives Verständnis für die psychotische Abwandlung in der cyclothymen Depression ab. Diesbezüglich betont Schneider, daß die Depression

> ... viel einfacher, harmonischer, natürlicher, »menschlicher« aufgebaut [ist], als die Schizophrenien mit ihrer sichtlich regelloseren, eben »verrückten« Gestaltung.[72]

Auch dieser Aspekt wird in der weiteren Untersuchung von Bedeutung sein. In einer breit angelegten Untersuchung versuchte Hubert Kuhs, das Verhältnis von Angst und Depression genauer zu bestimmen.[73] Sowohl auf psychopathologischer wie auch auf phänomenologisch-anthropologischer und systematisch-klinischer Ebene wurde der gesamte Problembereich der

69 Ebd., S. 324f. Der Autor betont die Bedeutung dieser frühen Arbeiten als psychopathologische Erkenntnisquelle einer Hermeneutik des Erlebens, zumal die gegenwärtige Psychiatrie zunehmend einem lediglich noch quantifizierenden Methodenreduktionismus zu erliegen scheine.

70 Schneider, 1950, S. 13.

71 Ebd., S. 13.

72 Ebd., S. 14.

73 Kuhs, 1990.

melancholischen Angst analysiert und interpretiert. Es wurde insbesondere unternommen, Kriterien und Meßmethoden zu entwickeln, mit denen Angst und Depression eindeutig voneinander unterschieden werden können. Ein unterschiedliches Angsterleben konnte hierbei nur zwischen neurotisch-depressiv und endogen-depressiv Erkrankten beobachtet werden. Wie zu erwarten, waren die Ängste der neurotisch Depressiven eher auf bestimmte Situationen und Konflikte mit Mitmenschen bezogen, während die melancholischen Patienten stärker diffuse, unbestimmte Ängste beklagten.
Auf die weiteren Details der Untersuchung kann hier leider nicht eingegangen werden. Nur den abschließenden Überlegungen zur Phänomenologie der melancholischen Angst soll hier gesondert Beachtung geschenkt werden, denen Kuhs offensichtlich innerhalb seiner Problemstellung einen großen Stellenwert einräumt. Hier wird explizit die Frage nach dem Wesen der melancholischen Angst gestellt und auf bereits zuvor verwendete phänomenologische Ansätze zurückgekommen. So geht Kuhs, auf der Grundlage von Schilderungen eines Patienten von Eugène Minkowski, davon aus, daß in der melancholischen Angst die ganz allgemeine Lebensverbindung zwischen Mensch und Welt in Frage gestellt bzw. zerstört sei. In analoger Weise wird v. Gebsattel zitiert, der die melancholische Angst als eine fundamentale Störung des sympathetischen Totalitätsverhältnisses zur eigenen Daseinswelt begreife.[74] Schließlich sieht Kuhs in der Feststellung von Ludwig Binswanger den Kern der melancholischen Angst auf den Punkt gebracht, wenn dieser bemerke, in der melancholischen Angst komme

> ... eine Losgelöstheit von den konstitutiven Bedingungen der natürlichen Erfahrung überhaupt zum Ausdruck.[75]

Kuhs vermutet in diesem Zusammenhang, daß diese Loslösung sich nur in Form von Negationen beschreiben lasse, und äußert:

> Möglicherweise ist melancholisches Kranksein tatsächlich nur ein Weniger.[76]

74 v. Gebsattel, 1954 b, S. 33.
75 Kuhs, 1990, S. 192.
76 Ebd., S. 194.

Dabei kommt er zu der zentralen Annahme:

> Vielleicht liegt das zutiefst Beängstigende des melancholischen Erlebens auch gerade hierin begründet, daß melancholisches In-der-Welt-Sein für den Betroffenen nicht Ausweg in eine neue, psychotische Realität ist, sondern ... stets ein qualvoll erlebtes Zurückbleiben hinter den selbstverständlichen Lebensbezügen der anderen.[77]

Und, so müßte hier hinzugefügt werden, der eigenen. Zusammenfassend fragt Kuhs am Ende seiner Untersuchung:

> Steht Angst im Zentrum des melancholischen Erlebens? Diese Frage ist schwer zu beantworten. Denn wie ließe sich – über bloße Annahmen hinaus – das Wesen und damit die vermutete Grundstörung der Melancholie überzeugend nachweisen ...?[78]

Er beschließt seine Analysen mit folgender Hypothese:

> Manche Patientenäußerungen sprechen dafür, daß die Angst eine unauflösliche Verflechtung mit der durchaus hypothetisch gedachten, weil nicht weiter ableitbaren und verstehbaren Basis der Krankheit eingeht. So gesehen scheint der bisher sowenig beschrittene Zugang von der Angst her eine via regia zum Verständnis der Melancholie zu sein.[79]

Auch Alfred Kraus fragt nach Bedeutung und Struktur der Angst in der Melancholie. Die Ursache der Angst wird primär in den Persönlichkeitsveränderungen innerhalb der Melancholie gesehen, die im Anschluß an v. Gebsattel als Nicht-werden-Können der Person, als Stillstand des Werdens beschrieben wird:

> In ihrem spezifischen Kern wäre damit die melancholische Angst eine Angst angesichts und vor der eigenen Persönlichkeitsveränderung. Dies trifft insbesondere auf die frei flottierenden, unthematischen Ängste zu.[80]
> ... eine Angst vor einem Verlust von Fähigkeiten des Ich, gesicherte Bezüge zum eigenen Leib, zur Welt (z. B. zum eigenen Besitz) und zur Mitwelt, in welchem sich eigene Identität gründen kann, überhaupt haben zu können.[81]

77 Ebd., S. 194.
78 Ebd., S. 196.
79 Ebd., S. 196.
80 Kraus, 1996, S. 111.
81 Ebd., S. 113.

Und weiter:

> ... das Spezifische der melancholischen Angst ist eine Angst vor dem Verlust transzendentaler Möglichkeiten, nämlich jener der Selbstbildung. Wir verstehen hierunter eine apriorische Struktur als Bedingung der Möglichkeit, im Überstieg bzw. Verhältnis zur Welt und Mitwelt sowie zum eigenen Leib ein Selbst konstituieren zu können.[82]

Sowohl v. Gebsattel und Binswanger als auch Kraus und Kuhs tendieren in ihren Annahmen zur Grundstörung der Melancholie und ihrer unmittelbaren Auswirkung in die gleiche Richtung. Der Betroffene ist in der Melancholie von der zuvor vertrauten, selbstverständlichen Welt abgelöst, er kann sich nicht mehr in der mit den anderen geteilten Welt hervorbringen und fällt letztlich hinter den gewohnten Selbst- und Weltbezügen elementar zurück. In dieser Situation zerfällt gleichermaßen das Welt- und das Selbstverständnis (Derealisation und Depersonalisation in v. Gebsattels Sinn). Diese Veränderungen werden von massiver Angst begleitet. Und dennoch bleibt ihre Bedeutung bei der Entstehung und Aufrechterhaltung der Melancholie letztlich ungeklärt. Die Unklarheit zeigt sich insbesondere in dem von Forschern postulierten und diskutierten Widerspruch, daß der melancholische Mensch einerseits affektiv entleert bzw. entmächtigt ist, andererseits kaum auszuhaltende Angst hat. Diese Unvereinbarkeit führt nach Kraus auf theoretischer Ebene zu der bis heute ungeklärten Frage, ob die Depression eher eine (ängstliche) Verstimmungs- oder eine Antriebsstörung ist, und letztlich zu der Frage, »was der Kranke überhaupt erlebt«.[83]
Dieses offenbar aporetische Problem der Koexistenz von emotioneller Entmächtigung und intensiven Bedrohungserleben greift Michael Theunissen in dem Aufsatz *Melancholisches Leiden unter der Herrschaft der Zeit*[84] auf. Allerdings geht es Theunissen hierbei nicht um eine Lösung dieses Problems an sich. Die Vereinbarkeit beider Erlebensweisen in der Melancholie aufzuzeigen dient vielmehr (und notwendigerweise) dazu, eine für Theunissen bedeutsamere Hypothese zu untermauern, nämlich daß dem Menschen in der Melancholie die Zukunft versperrt ist oder – besser gesagt – daß die Zukunft ihre Offenheit verloren hat. Da beide Aspekte für den Fortgang

82 Ebd., S. 113.
83 Ebd., S. 116.
84 Theunissen, 1991, S. 218 ff.

dieser Untersuchung von großer Relevanz sind, wird ihre Entwicklung bei Theunissen hier näher erläutert.

Grundsätzlich geht es Theunissen darum, am Beispiel der Melancholie aufzuzeigen, wie ein Individuum unter die reale Herrschaft der Zeit geraten kann. Mit dem veränderten Zeiterleben in der Melancholie nimmt er dabei ein klassisches Thema der lebensphilosophischen Psychopathologie um v. Gebsattel, Straus, Minkowski u. a. zum Ausgangspunkt. Am Beginn steht eine Auseinandersetzung mit dem auf die Zeitigung menschlichen Daseins bezogenen Begriff der endogenen Hemmung, den v. Gebsattel entwickelte. Theunissen zeigt, daß der damit assoziierte Begriff der Werdezeit auf einer linearen Zeitdimension basiert. Ohne v. Gebsattels Ergebnisse grundsätzlich in Frage zu stellen, wird versucht, diese mit einem umfassenderen und ursprünglicheren Zeitbegriff zu unterlegen, und zwar mit dem dimensionalen, der, vor jeder bewußten, reflektierten Anordnung von Zeit, nur die einfache Zeitigung der Dimensionen Zukunft, Gegenwart und Vergangenheit abbilden soll. Mit der Gegenüberstellung des linearen mit dem dimensionalen Zeitbegriff greift Theunissen die Unterscheidung von erlebter Zeit (linearem Zeitbegriff) und gelebter Zeit (dimensionalem Zeitbegriff) auf, die bereits v. Gebsattel machte. Theunissen entdeckt, daß die lineare Zeitordnung sich erst aufdränge, wenn die dimensionale Zeitigung zerfallen sei. Vor diesem Hintergrund seien die von Viktor Emil v. Gebsattel beschriebenen Phänomene des zeitbezogenen Zwangsdenkens in der Melancholie und die Fraktionierung der Zeit zu verstehen. Beide Phänomene seien Ausdruck dafür, daß das Individuum sich nicht mehr in den ursprünglich gelebten Dimensionen der Zukunft, Gegenwart und Vergangenheit zeitige. In der Folge dränge sich eine formalistisch-abstrakte und damit unwirkliche Zeitordnung auf, die nicht mehr gelebte Zeit sei, sondern viel eher einem physikalischen Zeitschema für eine Existenz im Leeren entspreche.

Diese Zeitumwandlung wird an der Versperrung der Zukunft und an der Determinierung durch die Vergangenheit innerhalb der Melancholie verdeutlicht. Bei den Erläuterungen, wie die Zukunft sich in der Melancholie versperrt, wird explizit das oben genannte Aporieproblem herangezogen und in diesem Zusammenhang eine Lösung entwickelt, um diese Versperrungshypothese zu begründen. Hierzu greift Theunissen auf zwei entgegengesetzt geltende Zukünfte zurück. Zum einen auf die von Werner Janzarik[85]

85 Dazu Janzarik, 1965.

zurückgehende Propulsivität und Protensivität, zum anderen auf die Prospektivität (= Vorschau). Vor dem Hintergrund dieser Weisen von Zukunft besteht die Lösung des Aporieproblems in der Wechselbeziehung beider Zukunftsformen:

> Die dahinschwindende oder gar absterbende Affektivität ist die des vorwärtsdrängenden Lebens [Propulsivität], die ebensowohl den Untergrund des antizipativen Daseinsvollzugs bildet. Demgegenüber steigt das Bedrohungsgefühl [das in den Bereich der Prospektivität fällt] ... auf.[86]

Der Bereich der Prospektivität wird dann noch näher gefaßt:

> Allerdings begegnet es [das Bedrohungsgefühl] in zwei Gestalten, die beide auf die Seite der Prospektivität fallen. Jener Patient Minkowskis, den der Gedanke an seine bevorstehende Hinrichtung quält, lebt im Wahn; sein Bedrohungsgefühl ist selbst wahnhaft. Aber unterhalb der Ebene seines Wahns graut es ihm auch vor der »Aufeinanderfolge sich gleichender Tage«. Dieses Grauen ist nicht wahnhaft.[87]

Für Theunissen stehen demnach Entmächtigung des Gefühls und Bedrohungserleben, im Gegensatz zu Kraus, nicht als unvereinbar nebeneinander, sondern in einem wechselseitigen Verhältnis, grob gesagt, im Sinne einer negativen Korrelation: Je größer das Bedrohungsgefühl für den melancholischen Menschen ist, desto weniger affektiv ist er. Für den weiteren Verlauf dieser Untersuchung ist diese Erkenntnis von entscheidender Bedeutung. Denn nach dem gleichen Prinzip der negativen Korrelation wird im folgenden die »Kraft« bestimmt, die mit der oben beschriebenen, der Melancholie strukturell verwandten, reinen Angst negativ korreliert. Es wird also zunächst danach gefragt, was sich verringern muß, damit reine Angst aufsteigt. Es handelt sich um die Frage nach dem polar Entgegengesetzten der Angst, das gleichermaßen analog zu der von Theunissen beschriebenen Propulsivität ist.

Dieses Entgegengesetzte muß aber ebenso ein solches sein, das aufsteigt, wenn die reine Angst schwindet. Erst für diesen Fall ließe sich von einem wirklichen Gegensatz sprechen, der aus vergleichbaren Polen besteht, die

86 Theunissen, 1991, S. 237. Wenn Theunissen von Propulsivität (»nach vorn leben«) spricht, meint er offenbar Protensivität (»von vorn leben«) immer schon mit. Zumindest dann, wenn er beide Formen der Zukunft von der Prospektivität abgrenzt (siehe dazu Theunissen, 1991, S. 236).

87 Ebd., S. 237.

wiederum Voraussetzung für die negative Korrelation sind. Vergegenwärtigt man sich bei unserer Frage den unmittelbaren Zusammenhang von reiner Angst und Depression, wie er in diesem Kapitelabschnitt entwickelt wurde, dann müßten aus der gewonnenen wechselseitigen Beziehung von Angst und ihrem Antipoden auch elementare Aussagen über die Manie entwickelt werden können. Denn der »natürliche Gegenspieler« der Angst, der im Alltag dafür sorgt, daß diese eher »selten« auftritt und nur für »Augenblicke«,[88] muß mit der Manie strukturell ebenso verwandt sein wie reine Angst mit der Melancholie. Wenn sich also dieser Antipode feststellen läßt, wäre damit nicht weniger als ein theoretischer Ansatz gewonnen, aus dem heraus der innere Zusammenhang von Melancholie und Manie deutlich wird bzw. von dem die eine Erkrankung von der jeweils anderen her verstehbar wird. Der Suche nach diesem Zusammenhang wird im folgenden ausführlich nachgegangen. Erst anschließend läßt sich die wechselseitige Beziehung von Angst und dem zu bestimmenden Gegensatz einerseits und Melancholie und Manie andererseits in dem hier gegebenen Rahmen präzise bestimmen.

3.4 Zum Antipoden reiner Angst

Die Frage nach dem Gegensatz von Angst ist mehrfach gestellt und durchaus unterschiedlich beantwortet worden. Exemplarisch sollen hierzu einige Überlegungen vorgestellt werden, um dann, vor dem Hintergrund des reinen Angstbegriffes, diese Frage neu zu beantworten.

Ein neuerer Ansatz, einen polaren Gegensatz der Angst zu etablieren, stammt von Wolfgang Blankenburg. Ausgehend vom alltäglichen Sprachgebrauch und Beispielen aus der Dichtung, wird dabei in einem ersten Schritt Hoffnung der Angst gegenübergestellt. Doch bereits bei genauerem Betrachten zeige sich, so Blankenburg, daß hier keine polare Beziehung bestehe. Das Gegenteil von Angst, also Angstfreiheit, habe weniger mit Hoffnung als vielmehr mit Mut oder gar Übermut zu tun.[89]

Unabhängig von der Frage, ob diese Entgegensetzung nun zutrifft oder nicht, weist Blankenburg in diesem Zusammenhang ebenfalls darauf hin, daß die gegensätzlichen Pole strukturell vergleichbar seien müssen. Im Fall

88 Heidegger, 1992, S. 31.
89 Blankenburg, 1993, S. 316.

der Hoffnung sei dieses Kriterium nicht erfüllt. Dies zeige sich bereits darin, daß das Gegenstück von Hoffnung wiederum auch nicht Angst, sondern eher Hoffnungslosigkeit im Sinne von Verzweiflung sei. Es werden vier Aspekte genannt, hinsichtlich derer Angst und Hoffnung auf unterschiedlichen Ebenen angeordnet werden müßten: 1. Leibnähe; 2. Grad der Unmittelbarkeit; 3. Art des Ich-Bezuges; 4. Weisen der Zeitigung. Letztlich sieht Blankenburg eine Verbindung von Mut und Vertrauen als eigentliches Gegenstück der Angst.[90]

In ähnlicher Weise werden Angst und Sicherheit einander entgegengesetzt gesehen. Emil Angehrn bemerkt hierzu:

> Das Streben nach Sicherheit erwächst aus der *Angst* ... der Gewinn von Sicherheit ist die Befreiung von Angst.[91]

Er faßt die Beziehung der beiden in einer klassischen Metapher zusammen:

> Das Gefühl der Bodenlosigkeit, des Stürzens, Fallens gehört zu den Elementarerlebnissen der Angst, der feste Grund zu den Elementarbeständen der Sicherheit.[92]

Wie ein Widerspruch gegen diese Konzeption erscheint dagegen die bedeutsame Polarität von Angst und Freiheit, weil Sicherheit und Freiheit wiederum eher eine sich wechselseitig ausschließende Beziehung bilden. (Auf den Zusammenhang von Angst und Freiheit wird in Kapitel 9 noch gesondert eingegangen.) Kurt Goldstein sieht hingegen in der Ruhe den Antipoden zur Angst.[93]

Ein weiterer Ansatz von Gustav Bally identifiziert die Liebe als die Kraft, die Angst zurückdränge oder gar überwinde (ähnlich: Binswanger, 1993; v. Gebsattel, 1954). So betont Bally:

> Wir stehen heute am Jenseitsglauben mit seinen angstbannenden Riten, wie des Diesseitsglaubens mit seinen angstverleugnenden Erfolgen im wissenschaftlichen Erkennen und technischen Anwenden der Weltdinge.[94]

90 Ebd., S. 316 f.
91 Angehrn, 1993, S. 227.
92 Ebd., S. 228.
93 Goldstein, 1927, S. 415.
94 Bally, 1964, S. 137.

Er schließt daraus:

> Wenn alle Einrichtungen, die den geordneten Umgang einer Gemeinschaft mit dem Unbewältigbaren regeln sollen, aufgelassen oder doch unverbindlich geworden sind, zerfällt diese Gemeinschaft in eine Masse von einander gleichen Einzelnen. Die Ratlosigkeit und Richtungslosigkeit der Erziehung, die Glaubenslosigkeit im Alltag, die wachsende Unverbundenheit mit den anderen, mit denen zusammen das Leben betrieben wird, können jederzeit im Einzelnen das Bewußtsein erzeugen, nichts habe Sinn. Dann bricht durch das »Unbehagen in der Kultur« Angst durch. ... Es handelt sich ... um jene Angst, die den Vereinzelten befällt, ... weil er in seiner vereinzelten Welt lebt, in seinem »idios kosmos«, der mit ihm zu nichts wird. Wir sehen eine ähnliche Angst bei Psychosen auftreten. ... Wir haben sie existentielle Angst genannt.[95]

Bally fragt danach und gibt zugleich Auskunft darüber, was es ermöglicht, diese vereinzelnde Welt zu ertragen:

> Es muß etwas sein, daß den Vereinzelten mühelos eine ursprüngliche mitmenschliche Verbundenheit erfahren läßt, die ihm eine traditionslose und autoritätslose Welt vorenthält. Es muß also ein jedem in gleicher Weise innewohnender Drang sein, sich in Liebe mit seinem Partner zu verbinden, oder sich im Kampf mit Gegnern zu messen, sich mit ihnen auseinanderzusetzen.[96]

Wenn das Erleben des Abgetrenntseins ein wesentlicher Konstituent von Angst ist und Verbundenheit und Einheit solche der Liebe, dann erscheint die polare Struktur von Angst und Liebe evident. Aber auch diese Beziehung verzerrt sich bei genauer Analyse zunehmend, und Bally weist darauf selbst, zumindest indirekt, hin, wenn er auch leidenschaftliche Abneigung als mitmenschliche Verbundenheit betrachtet: Zwar wird man intuitiv der Liebe den Haß als Gegenteil zuordnen. Aber dies ist noch nicht einmal entscheidend. Bedeutsamer ist, daß nicht nur Liebe, sondern auch Haß eine, wenn auch negative, Form der Verbundenheit ist. Entsprechend läßt sich Angst sowohl von Liebe als auch von Haß gewissermaßen als eine besondere Form der Gleichgültigkeit konträr absetzen. Wenn also vom Gegensatzpaar Angst

95 Ebd., S. 137.
96 Ebd., S. 137f.

und Liebe gesprochen wird, so müßte eine solche Paarbindung irgendwie auch für Haß gelten. Dennoch ist die Polarität von Angst und Liebe mehr als nur von heuristischem Nutzen. Zumindest aus einer ethisch-normativen Perspektive erscheint sie plausibel. Auf das Problem, daß das Phänomen Liebe selbst wieder in unterschiedliche Erlebensformen differenziert werden kann, muß hier nicht weiter eingegangen werden.

Insgesamt ist die Frage nach dem Antipoden der Angst bisher nicht ausreichend geklärt worden, und mögliche Antworten bleiben eher lückenhaft. Im folgenden wird deshalb versucht, die Gegensatzbestimmung direkt an den Eigenschaften der Angst zu entwickeln. Soweit dies möglich ist, wird die Bestimmung an allen Attributen ansetzen, die wesentlich zur Angst gehören (siehe hierzu insbesondere Kapitelabschnitt 4.2). Ausgangspunkt sind hierbei der Zeitstillstand und das gleichgültige und leere Indifferenzerleben als ausgezeichnete Merkmale der Angst. (Ebenso wird den Fragen nachgegangen, welche Bedingungen für die Aufhebung der Angst in das Entgegengesetzte vorliegen und wodurch Angst und ihr Gegensatz – insbesondere in extremen Ausprägungen – im unmittelbaren Daseinsvollzug verhindert werden.)

Zur Beantwortung der Frage, wie der Mensch sich zeitigt und wie, vor diesem Hintergrund, das Stillstehen der Zeit verstanden werden kann, hat Scheler entscheidende Hinweise gegeben. Innerhalb der Betrachtung des konkreten »Wie« der Zeitigung des Menschen bemerkt er:

> ... das Kernerlebnis der Zeitlichkeit ist uns ursprünglich gegeben in einer besonderen Modalität unseres triebhaften Strebens: in der Macht, d. h. dem Könnenserlebnis des Menschen, als Lebewesen seine qualitativen Zustände zu ändern, und zwar spontan, d. h. »durch sich selbst«. Zu dem Urphänomen des Lebens gehört nicht nur, daß es Selbstbewegung darstellt, sondern auch Selbstveränderung. Ein Wesen, das sich nicht selbst veränderte, hätte keinen Zugang zur Zeit.[97]

Hier wird zuallererst deutlich, daß Zeitigung mit dem lebendigen Setzen von Differenzen gleichzustellen ist. Umgekehrt bedeutet dies, daß auch in der Angst Zeitstillstand und Indifferenz einander bedingen und nicht unabhängig voneinander gesehen werden können. Wenn also bisher die Hypothese, daß die Zeit in der Angst stillsteht, als unsicher galt, so wird sie hier weiter erhärtet.

97 Scheler, 1927, S. 307.

Schelers Analyse der Zeitlichkeit muß noch unter einem weiteren Blickwinkel betrachtet werden, der bereits in der Auseinandersetzung zwischen v. Gebsattel und Straus[98] einerseits und Gerhard Kloos[99] andererseits maßgebend war, und zwar unter dem Blickwinkel der Differenzierung von erlebter und gelebter Zeit.
Scheler spricht explizit von Grund-, Kern-, und Könnenserlebnis der Zeitigung. Entscheidend ist aber auch hier die Frage nach der gelebten Zeit. Wie zeitigt sich der Mensch? Nach Scheler dadurch, daß er spontan seine Zustände qualitativ verändert. Die Bedeutung des Spontanen bleibt bei Scheler allerdings unterbestimmt. Es wird lediglich die ursprüngliche Bedeutung »durch sich selbst«[100] angegeben, wobei die Fügung »durch sich selbst« dann auf die zentralen Termini der Selbstbewegung und – vor allem – der Selbstveränderung verweist. Es gibt demnach eine Spontaneität der Bewegung (Selbstbewegung)[101] und eine Spontaneität der Veränderung (Selbstveränderung), die Scheler grob zwischen triebhaftem Streben und Freiheitserleben (Macht, Könnenserlebnis) einordnet. Diese Annahmen sind nun in höchstem Maße relevant für die Frage nach dem Antipoden der Angst. Denn zumindest in den Modalitäten Zeitigung und Differenzerleben deutet dieser sich in der Spontaneität der Veränderung bzw. Selbstveränderung an. Um auch an weiteren Kriterien zu überprüfen, inwieweit Angst und Spontaneität in einem antinomischen Verhältnis zueinander stehen, wird nun der Begriff der Spontaneität eingehend untersucht und in seinen Bedeutungszusammenhängen und Verweisungen analysiert. Erst dann ist es möglich, Angst und Spontaneität eindeutig in Beziehung zu setzen und die heuristische Fruchtbarkeit dieser polaren Spannung, insbesondere für die neue Erfassung der Polarität von Melancholie und Manie, aufzuzeigen.

98 Straus, 1960b.
99 Kloos, 1938.
100 Scheler, 1927, S. 307.
101 Die Spontaneität der Bewegung wurde bereits in Kapitel 2 eingeführt und als Gegenpol zu Agora- und Klaustrophobie definiert.

4 WAS IST SPONTANEITÄT?

4.1 Der Begriff der Spontaneität

Es gibt bisher kaum Ansätze, die sich systematisch mit Spontaneität als einem psychischen Phänomen auseinandergesetzt haben.[102] Im folgenden werden daher einige Arbeiten vorgestellt, die sukzessive ein Verständnis von Spontaneität[103] vorbereiten, das sowohl anthropologische wie auch psychopathologische Sichtweisen ermöglicht.
Eine der wenigen Studien, in denen Spontaneität eine grundlegende Bedeutung besitzt, ist Jacob Lutz Morenos Hauptwerk *Die Grundlagen der Soziometrie*.[104] In ihm werden Spontaneität und Kreativität zentral eingeführt und beide wechselseitig aufeinander bezogen. Spontaneität wird als das Vermögen angesehen, auf neue Situationen adäquat zu reagieren bzw. auf alte Situationen neu zu reagieren. Sie sei nicht konservierbare Energie, die sich im Augenblick ihres Entstehens verausgabe, müsse entstehen, um verausgabt zu werden, und werde verausgabt, um neu entstehen zu können. Sie sei darüber hinaus der Katalysator der Kreativität. Beide stünden in einer intimen Verbindung, stellten jedoch zwei verschiedene Prinzipien dar. So könne ein Mensch mit hoher Spontaneität vollkommen unschöpferisch sein, einem kreativen Menschen aber die Spontaneität fehlen. Auffallend ist Morenos positive Bewertung beider Begriffe. Spontaneität und Kreativität sind für ihn die Grundlagen für die Weiterentwicklung der modernen Gesellschaften.
Trotz der direkten Bezugnahme, ja der Erhebung von Spontaneität und Kreativität zur Doktrin, bleibt die Explikation des Spontaneitätsbegriffes letztlich auch bei Moreno unzureichend, kommt aus dem Metaphorischen nicht heraus und bezieht sich im wesentlichen nur auf soziale Situationen.

102 Dagegen wird dieser Begriff häufig verwendet, um wiederum einen anderen zu erläutern, allerdings ohne dabei ihn näher darzustellen, so z. B. bei Analysen zu Kreativität und Freiheit.

103 Erich Fromm, der die Liebesfähigkeit und das produktive Selbsttätigsein des Menschen als höchste Ausformung spontanen Handelns einschätzt, sieht in der Frage nach dem Wesen der Spontaneität »eines der schwierigsten Probleme der Psychologie« (Fromm, 1987, S. 221).

104 Moreno, 1974, insbesondere S. 11–18.

In seiner umfassenden Arbeit zu diesem Thema, *Spontaneität und Gesetzlichkeit*, unternimmt es Heinz Alfred Müller, Spontaneität aus phänomenologisch-psychologischer Perspektive zu erfassen.[105] Grundsätzlich zeigt er die Schwierigkeiten auf, den Begriff Spontaneität etwa in den Sozialwissenschaften überhaupt zu etablieren, die wesentlich von Regeln, Gesetzen bzw. Gesetzlichkeiten und Normen bestimmt sei. Definitorisch ergeben sich über die Arbeit hinweg immer wieder neue Aspekte, je nachdem, mit welchem Sachverhalt Spontaneität konfrontiert wird. Aus philosophisch-anthropologischer Perspektive ist die Abgrenzung zum Willen und zur Willensfreiheit bedeutsam. Müller verweist auf Wilhelm Keller, für den das Willensverhalten »als die höchste Manifestation der Freiheit erscheint«.[106] Hierzu räumt Müller ein, daß Spontaneität und Willensfreiheit nicht eindeutig voneinander zu trennen seien. Auf der anderen Seite verweist er auf Ludwig Klages,[107] der im Willen den Inbegriff rationaler Potenz und damit den Ursprung von Gesetzlichkeit sieht:

> Jede Willenshandlung trägt auch ein Maß an Spontaneität in sich, aber gerade nicht kraft des rationalen Entwurfes, den sie impliziert.[108]

In einer weiteren Abgrenzung betont Müller, daß Willenshandlungen prinzipiell bewußt erlebt würden und daß Spontaneität weit über den Willen hinausgreife. Als Beispiel nimmt er etwa den Gestaltungsdrang des Künstlers, der sich »von ›wirkenden Mächten‹ getrieben erfährt«.[109] Er stellt also dem Erlebnis des bewußten, willkürlichen Tuns das Erlebnis entgegen, daß etwas aus uns hervorbreche oder etwas zu einer Handlung oder Äußerung dränge, demnach also nicht-ichhaft erlebt werde. Beiden Erlebnisweisen sei zwar der Umstand gemeinsam, daß das Individuum sich als aktiv erlebe, doch sei das spontane Erlebnis, besser: Ereignis, dasjenige, welches das Bewußtsein übersteige, indem es die ganze Persönlichkeit ergreife und wesentlich zu deren Werden und Entfaltung beitrage.

Um nun den Begriff der psychischen Spontaneität grundsätzlich näher zu bestimmen, lassen sich aus Müllers Arbeit folgende Aspekte anführen. Spontaneität ist hier auf das engste mit dem Begriff der Individualität verbunden

105 Müller, 1967.
106 Keller, 1961, S. 586.
107 Klages, 1954.
108 Müller, 1967, S. 301.
109 Ebd., S. 299.

und gilt prinzipiell als deren Erscheinungsform. Dieser Zusammenhang bezieht sich allerdings weniger auf die Lebensgeschichte des Individuums als identische Einheit, sondern vielmehr auf die irgendwie zu vereinzelnden Lebnisse und Erlebnisse desselben Individuums, innerhalb derer es sich immer wieder neu, also nicht bloß durch gesetzmäßige Reaktionen hervorzubringen vermag.[110]

Demnach beruhe Spontaneität auf der Einzigartigkeit von akzentuierend zu vereinzelnden Vorgängen. Sie gelte, im Gegensatz zu Gesetzlichkeit, die zum Allgemeinen dränge, als die Verwirklichung des Einzigartigen. Beispiele für die in diesem Sinn verstandene Spontaneität seien nach Müller etwa das schöpferische Wirken des Künstlers, der originale und schöpferische Gedanke, weiter das historische und auch unternehmerische Wagnis, das neue Horizonte erschließe.[111] Zur Liebe führt er aus:

> Als Ausdruck der Spontaneität erscheint schließlich die Liebe. In ihr zeigt sich zugleich, daß Spontaneität nicht nur auf die Individualität *eines* Individuums zurückzuführen ist, sondern daß Spontaneität auch in der je einzigartigen Zuwendung zu einer wiederum einzigartigen Individualität liegt. Gerade in dem Maße, in welchem eine Liebe ihren Gegenstand für unaustauschbar und unverwechselbar hält, eignet ihr die aller Gesetzlichkeit spottende Einzigartigkeit, die auch der Alltagsverstand der echten Liebe zuschreibt.[112]

Das Beispiel der Liebe, als wesentlich spontanes Geschehen, zeige darüber hinaus, daß Spontaneität nicht mit Eigensucht oder Egoismus identisch sei. Der enge Zusammenhang von Spontaneität und Individualität mündet in die zentrale Aussage:

> *Dieser Begriff* [der Spontaneität] *ist das regulative Prinzip, das* bei allen Verallgemeinerungen und Verabsolutierungen rational gefaßter wissenschaftlicher Aussagen, *die rational nicht ausschöpfbare Individualität zur Geltung bringt.*[113]

Die Psychologie müsse sich daher mit der Unsicherheit ihres Erkennens abfinden, insbesondere wenn sie Aussagen zur Individualität des Menschen

110 Ebd., S. 295.
111 Ebd., S. 301.
112 Ebd., S. 302.
113 Ebd., S. 386.

mache. Entgegen den positivistischen Tendenzen in der Psychologie und der damit einhergehenden Rationalisierung von psychischer Wirklichkeit setzt sich Müller für ein Spontaneitätskonzept ein, das prinzipiell die schöpferische Seite der Psyche akzentuiert. Spontaneität sei dann aber nicht etwas, das dem Willen unterliege, bzw. etwas, das wir wollen können, vielmehr seien wir ihr gewissermaßen selbst ausgeliefert. Nicht zuletzt, so Müller, trete Spontaneität hier auch in ein Spannungsverhältnis zu ethischen Prinzipien:

> Spontaneität ist aus sich heraus nicht das ethisch Gute, wenn auch spontanes Handeln »gut« sein *kann*. Spontaneität liegt »jenseits von Gut und Böse« (Nietzsche). ... Spontaneität [kann] immer auch im Lichte des Gefährlichen erscheinen. So wird der Antrieb verständlich, sie faktisch oder wenigstens theoretisch aus der Welt zu schaffen.[114]

Müller weist auf die Notwendigkeit einer »Kontrolle« hin. Im übrigen zeige der Mensch ja auch die Regelmäßigkeit im Handeln und Erleben, aufgrund derer, nicht zuletzt durch die Psychologie als empirische Wissenschaft, Ordnung in der psychischen Wirklichkeit geschaffen werden könne. Würde man dennoch versuchen, die Spontaneität auszurotten, so werde nicht weniger als das Leben selbst, in seiner unendlichen Fülle und in seinem besonderen Glanz, eliminiert.[115]

Die Betrachtung von Müller stellt im wesentlichen die Implikationen heraus, die Spontaneität für die Sozial- und Verhaltenswissenschaften hat. Müller hebt hervor, daß die Aussicht auf immer feinere rationalistische Geflechte, als Alternative zu einem Spontaneitätskonzept, psychologischem Erkennen letztlich schade, und stellt deutlich das Aufeinanderbezogensein von Spontaneität und Individualität heraus. Auch die Beispiele veranschaulichen diesen Zusammenhang. Die Frage, was Spontaneität an sich ist, und damit der Versuch einer phänomenologischen Bestimmung bleiben allerdings auch hier offen.

In seinem Artikel *Criteria of Creativity* greift Carl R. Hausman Kreativität und – zwar nur im Ansatz, aber in heuristisch fruchtbarer Weise – ebenso Spontaneität aus phänomenologischer Perspektive auf.[116] Grundsätzlich geht es Hausman darum, die wesentlichen Kriterien der Kreativität zu bestimmen: Dabei sei das Neue als zentrales Charakteristikum von Kreativität leitend.

114 Ebd., S. 398.
115 Dazu ebenso: Fromm, 1987, S. 206 ff.
116 Hausman, 1979.

Innerhalb der Untersuchung werden die Bedingungen herausgearbeitet, unter denen sinnvoll von etwas Neuem als kreativem Produkt gesprochen werden kann. So grenzt Hausman das Neue als Ausdruck von Kreativität vom bloß Einzigartigem ab, da sonst etwa irgendein Grashalm in seiner Einzigartigkeit genauso ein kreatives Produkt wäre wie ein Kunstwerk von Leonardo da Vinci.

Kreative Produkte zeichneten sich letztlich durch ihre nicht reduzierbare, intelligible Gestalthaftigkeit aus. Sie ließen sich nicht, etwa durch Familienähnlichkeit, vollständig aus bereits Bestehendem rekonstruieren, sondern stellten immer auch etwas qualitativ Neuartiges dar. Wie nun kommen aber solche Produkte in die Welt? Anhand von Beispielen aus der bildenden Kunst (Bach, Picasso, El Greco) zeigt Hausman, daß dieser Prozeß nicht nur von der Persönlichkeit, der Umgebung und dem Medium, in dem der Künstler arbeite, bestimmt werde, sondern gleichfalls, und das ist das hier Bedeutsame, durch die Spontaneität dieses Prozesses an sich. Damit ist grundsätzlich gemeint, daß der Künstler am Beginn eines solchen Prozesses noch keine festgefügte Vorstellung von dem Produkt hat, das aus dem Prozeß resultiert:

> The creative artist does not know till he has said it what he wants to say or how he will say it. He constitutes his target as he discovers how to aim at it.[117]

Spontaneität impliziere so im wesentlichen Diskontinuität, d. h. der ja immer auch schon geplante und kontrollierte Verlauf eines schöpferischen Vorgangs werde an einem oder mehreren Zeitpunkten gebrochen. Diese Brechungen seien nun in zweifacher Hinsicht bedeutsam. Zum einen seien sie der Ursprung der Nicht-Prognostizierbarkeit des Produktes aus kreativen Prozessen, zum anderen gleichermaßen, wie weiter unten (vgl. S. 59) noch zu zeigen sein wird, die Bedingung der Möglichkeit des Entstehens von Neuem schlechthin. Ein wesentliches Kriterium ist für Hausman außerdem auch der Aspekt des Wertvollen. In diesem Sinn entzünde sich jeder kreative Vorgang an Traditionellem, das zu etwas Neuartigem transformiert und integriert werde.

Die Betrachtung der Bestimmungsmerkmale von Kreativität bringt einen entscheidenden Hinweis über die Umgebung des Wesens der Spontaneität. Diese ist irgendwie das Aufbrechen von vorher Zusammengefügten. Aus der Perspektive des Subjektes entstehen diese Brechungen unkontrolliert, auch

117 Ebd., S. 245.

bei Hausman kommt also der Spontaneität ein autonomes Moment zu. Wir finden diesen Aspekt bei Müller bestätigt, der Spontaneität ebenfalls weitgehend unabhängig von dem Bewußtsein und dem Willen sieht.
Weitere entscheidende Hinweise darüber, was Spontaneität an sich ist und wie sie sich zum kreativen, schöpferischen Prozeß verhält, liefert eine Untersuchung von Carl Friederich Graumann, die sich mit den *Kriterien des Einfallserlebens*[118] auseinandersetzt. Mit dem Einfall hat diese Analyse gewissermaßen den Prototyp spontanen Geschehens zum Inhalt. Diese Untersuchung ist (soweit dem Autor bekannt) womöglich die einzige, die explizit aus phänomenologischer Perspektive das Einfallsgeschehen beschreibt, und wird aus diesem Grund im folgenden ausführlich vorgestellt.
Vorab erkennt Graumann »die Notwendigkeit der Neubegründung der Frage nach dem Einfall«.[119] Anhand der Durchsicht von mehr als einhundert bedeutenden Autoren, die sich der Einfallsgenese und ihrer Erklärung gewidmet haben, zeigt Graumann auf, wie sich im Laufe der Zeit um den Begriff Einfall, je nach theoretischer Einbettung, die verschiedensten Interpretationen gesammelt hätten. Diese verschiedenen Begriffsexplikationen zeichneten sich im wesentlichen dadurch aus, daß sie das Problem oder die Frage nach dem Einfall soweit reduziert hätten, bis dieser mit bereits bekannten Theorien erfaßt oder sogar erklärt werde. Vor einer eigentlichen Deskription des Gegenstandes werde also schon dem Bedürfnis nach Reduktion nachgegeben. Oder andersherum: In fast allen psychologischen Theorien des Denkens, der Phantasie, des Vorstellungsablaufs, des Unbewußten, der Produktivität und der Gestaltdynamik werde der Einfall lediglich mitabgehandelt:

> Dieses allzuhäufige Mitabgehandeltwerden des Einfalls läßt leicht den Eindruck aufkommen, als sei Wesentliches darüber längst gesagt. Daß dies nicht der Fall ist, wird zu zeigen sein.[120]

Die Neubegründung der Frage nach dem Einfall ziele darauf ab, den Einfall in seiner psychologischen Ganzheit unmittelbar zu beschreiben. Hierbei müsse notwendigerweise jeder Rückgriff auf die vorgestellten Theorien unterbleiben, da sonst dieses Ziel wiederum verfehlt werde. In einem ersten Schritt gelte es, zur Gewinnung des Vorbegriffes

118 Graumann, 1955.
119 Ebd., S. 1.
120 Ebd., S. 6.

> … das Einfallserleben selbst sprechen zu lassen, d. h. verfolgen, welchen Niederschlag es in unserer Sprache gefunden und welcher Termini sich sein Verständnis bedient hat.[121]

und dazu,

> … das sprachliche Material, das sich um den Einfall herum gebildet hat, zu sammeln, seine logisch-grammatische Struktur und dann den Gehalt dieses Materials herauszustellen.[122]

Damit lasse sich klären, ob

> … die freigelegten Strukturmomente sich zu einem sinnvollen Ganzen aus sich heraus zusammenfügen,

dann

> können wir eine erste hinweisende Wesensfassung des Einfallserlebens versuchen.[123]

In einer Zusammenfassung werden durch die Analyse der Wortwahl des Einfallsbegriffes folgende Aspekte offengelegt:

- das Moment des Unwillkürlichen: unbeabsichtigt, willenlos, unberechenbar etc.
- das Moment des Plötzlichen: plötzlich, überraschend, unerwartet etc.
- das Moment der Diskontinuität: sprunghaft, blitzartig, ruckartig, upshooting etc.
- explikative Momente: unbewußt, eshaft, unerklärlich etc.[124]

Die weiterführende Auslegung dieser Momente zu einem Sinnganzen ergebe:

- das Moment des Subitum (Plötzlichen)
- das Richtungsmoment als Zeichen der Widerfahrnis
- das Moment der Impersonalität
- das Moment der Passivität
- das privative Moment als das Avolitionale.[125]

121 Ebd., S. 74
122 Ebd., S. 75
123 Ebd., S. 75.
124 Ebd., S. 84.
125 Ebd., S. 86, 89 ff.

In der weiteren Analyse wird das Verhältnis dieser Grundmomente zueinander untersucht. So werde etwa durch das Moment der Widerfahrnis, des Impersonalen und des Avolitionalen die Nicht-Ichhaftigkeit des Einfallens offengelegt und das Einfallserleben bis hierhin als das plötzliche Gegenwärtigsein eines Inhaltes im Erleben, indem das Erleben eine Veränderung erfährt, charakterisiert.[126]

In diesem Zusammenhang problematisiert Graumann auch die vielfältige Verquickung von Einfall und Intuition. So gebe es etwa in den romanischen Sprachen und im Englischen für beide Begriffe nur das Wort »intuition«. Andererseits weise der Begriff ein breites Spektrum an verschiedenen Bedeutungen auf. Beispiele seien: Intuition als intuitive Erkenntnis (sui generis), als intellektuelle Anschauung, als unmittelbare, intuitive Gewißheit sittlicher Begriffe und Gesetze usw. Entscheidend sei aber, daß für die Intuition, so wie sie etwa durch Henri Bergson vermittelt wird, das Wollen eine wesentliche Rolle spiele. Das intuitive Vorgehen sei nach Bergson mit einer starken Willensanspannung verbunden, einer »... oft sehr schmerzlichen Anstrengung, [die] mühsam [ist] und der Geist muß sich deswegen Gewalt antun«.[127] Dagegen sei der Einfall wesentlich avolitional.

Doch zurück zur vorläufigen Charakterisierung des Einfallserlebens: Die Präzisierung des plötzlichen Erlebtwerdens führt bei Graumann zu einer Auseinandersetzung darüber, ob das Bewußtsein (als kontinuierlicher, stetiger Strom oder Fluß im Sinne von Husserl oder Brentano) im Einfallserleben eine Diskontinuität durch eine Unterbrechung erfahre. Hierzu betont Graumann, daß

> ... das Erleben immer in Weisen der Bewegung und Ruhe ist; in der Weise des Ganges: Ich gehe etwas in Gedanken durch, komme zu einer Feststellung, einer Lösung näher etc.; in der Weise des Laufes und Fluges: Ich überfliege die Zeilen, durcheile ›im Geiste‹ nocheinmal zurückliegende Ereignisse, bin flüchtig etc.; in der Weise der Ruhe: Ich verweile bei einem Gedanken, bleibe bei einer Überzeugung, bestehe auf der Forderung, halte mich an eine Abmachung etc.[128]

Zur wesentlichen Bestimmung des Plötzlichen vermeidet Graumann daher den Begriff der Diskontinuität zugunsten dem des Sprunges,

126 Ebd., S. 95.
127 Ebd., S. 187.
128 Ebd., S. 102.

> … der gegenüber dem abgelehnten Begriff noch den Vorteil hat, das Bewegungsmoment zumindest mit einzuschließen, wenn nicht gar Bewegungsbegriff überhaupt zu sein.[129]

Aufgrund seiner zentralen Bedeutung für diese Arbeit wird der Begriff des Sprunges hier ebenfalls ausführlich dargelegt. Soweit es möglich ist, wird Graumann hierbei selbst zu Wort kommen:

> Um den Begriff des Sprunges voll auszuschöpfen, sind wir gezwungen, auf das Sosein von Sprung überhaupt zu denken. …
> Als die allgemeine Struktur alles Sprunghaften sehen wir das (mehr oder weniger plötzliche) Sich-*Abheben von vorher Unabgehobenen*, daß Sich-Scheiden, allgemeiner: *das Sich-Unterscheiden von vorher Ununterschiedenem, wobei der entspringende Unterschied durch jenes Sich-Scheiden allererst entsteht.* – So hebt sich der im Stehen und Gehen vom Boden ungetrennte Mensch im Sprung von diesem Boden ab, ist ihm im Sprung enthoben; so entsteht im Springen einer Fläche ihr Unterschiedensein (in Teile, in Rechts und Links etc.) durch den nun trennenden Sprung; so entspringt die bislang vom Felsen ungetrennte Quelle im Springen dieses Felsens. So entspringt schließlich in allem Ur-sprung das ›Neue‹, sich vom bislang Ungeschiedenen, Einen, Ganzen, ›Alten‹, abhebend, so Alt und Neu allererst ermöglichend. Seine ›Ursprünglichkeit‹ (›Originalität‹) aber bewahrt sich das Neue, indem es den Bezug zu seinem Ursprung bewahrt.[130]

Der vorher schon vielfach postulierte Zusammenhang von Spontaneität und Kreativität wird an dieser Stelle, obwohl noch eher metaphorisch, offensichtlich. Hausman zeigt, daß Spontaneität (hier im Sinne von Diskontinuität) ein grundsätzliches Kriterium von Kreativität ist. Graumann verwirft den Begriff der Diskontinuität zugunsten dem des Sprunges, der wiederum als Ursprung Bedingung schlechthin für die Entstehung von Neuem ist. Da Graumann nun nicht auf den Zusammenhang von Sprung und Spontaneität eingeht, wird weiter unten (vgl. S. 61) zu zeigen sein, wie diese Beziehung zu denken ist. Das Phänomen des Sprunges (im Seelischen) ist bei Graumann eng mit der Frage verknüpft, wie Neues im Seelischen entstehen kann, also gerade im Zusammenhang mit Einfall und Intuition mit der Frage nach der Bedingung für schöpferisches und produktives Denken. Schließlich fragt er:

129 Ebd., S. 104.
130 Ebd., S. 105.

> Wie kann im Bereich des Seelischen so etwas wie Sprung (bzw. Sprunghaftes in dem eben gewonnenen Sinn) möglich werden?[131]

Dazu erklärt Graumann:

> Die volle Adäquatheit des Sprungbegriffes zur Charakterisierung des Einfallserlebens aber eröffnet sich erst, wenn wir die Soseinfrage ausdehnen auf *die Bedingung der Möglichkeit von Sprung überhaupt*: Wie kommt es in einem Falle zum Sprung, im anderen nicht? Was ist es, das Sprung ermöglicht? Was muß der Eisfläche widerfahren, daß sie springt, was dem Felsen, daß er die Quelle aus sich entläßt, was der Springer tun, um zum Sprung zu kommen? – Wir wissen, daß die Eisfläche (wie Spiegel, Porzellan etc.) erschüttert, unter Zug und Druck gesetzt werden muß, um zu springen; daß der Felsen reißen oder gesprengt werden muß, vielleicht vom Wasser selbst, damit dieses als Quelle entspringen kann; und das der Sportler sich lockern und zugleich spannen muß, um sich endlich loszulassen in den Sprung.
> All diesen Vorgängen und all diesem Tun ist gemeinsam das, was wir Entfestigung nennen wollen, d. h. *Lockerung, Lösung der innegehabten Festigkeit und Gefügtheit*, sei es des Eises, Glases, Felsens oder der Muskulatur oder – des Erlebens; gleich also, ob es sich um die Strukturiertheit physischen, biotischen oder psychischen Seins handelt.[132]

Demnach stehen Entfestigung und Sprung auch im Seelischen in einem Wesenszusammenhang. Graumann betont, daß neben seiner Analyse zur Entfestigung im Einfallserleben gewisse Vorarbeiten lediglich auf dem Gebiet der Psychopathologie – namentlich werden Binswanger und v. Gebsattel genannt – und innerhalb der Gestaltpsychologie mit ihrem Prinzip der Umstruktuierung geleistet worden seien; er kommt letztlich zu den folgenden Kriterien des Einfallserlebens, die auch teilweise experimentell erhärtet werden konnten:

> *Im Einfall erfährt das Erleben mit dem plötzlichen Sich-Gegenwärtigen eines Inhaltes eine qualitative sprunghafte Veränderung.*
> *Kraft dieses Sprunges wird jener bislang vom Erleben unabgehobene Inhalt mit dem Akzent des Neuen und Andersartigem* (und in diesem Sinne Bedeutsamen) *erlebt.*

131 Ebd., S. 106.
132 Ebd., S. 106.

> *Die sprunghafte Veränderung der innegehabten Erlebnisstruktur verweist auf eine* vorgängige Struktur-*Entfestigung*, die als conditio sine qua non des saltativen Einfallserleben anzusehen ist.
> Der im Modus des Einfallens sich gegenwärtigende Inhalt *läßt sich willentlich nicht herbeiführen*, zumindest bleibt das hinc et nunc seines Sich-Gegenwärtigens willentlicher Beeinflussung entzogen.
> *Das Sprunghafte und Avolitionale* solchen Erlebens *konstituieren den Eindruck der Nicht-Ichhaftigkeit.*[133]

Wie bereits erwähnt, führt Müller den schöpferischen Gedanken, der hier mit dem (echten) Einfall oder auch umgangssprachlich mit der guten Idee gleichgesetzt wird, als Beispiel für Spontaneität an. Auf der anderen Seite ist der Einfall immer auch schon Ausdruck eines kreativen Prozesses, indem er etwas Neues hervorbringt. Offenbar liegt im Fall des Einfalls ein Ineinander von Spontaneität und Kreativität vor. Diese beiden Begriffe werden letztlich indifferent verwendet. Dies widerspricht aber z.B. Moreno, der sie ja zwar ganz eng aneinander definiert, aber doch prinzipiell für eigenständige Phänomene hält. Um nun eine Antwort auf die Ausgangsfrage zu geben, was denn Spontaneität ist, wird zu zeigen sein, daß Spontaneität eine Bedingung für Kreativität ist, aber umgekehrt spontanes Geschehen nicht automatisch zu Kreativität führt. Denn dann wäre faktisch ein Begriff ausreichend. Spontaneität ist nicht gleich Kreativität, sondern ist lediglich ein Ermöglichungsgrund für diese, sie kann sie gewissermaßen vorbereiten. Um dieses Verhältnis zu veranschaulichen, gilt es, das Spontane und das Kreative bzw. das Ineinander von Akt und Inhalt am Beispiel des Einfalls voneinander zu trennen, um beide Begriffe klar vor Augen zu haben. Auf Seiten des Kreativen ist es eindeutig, daß der, wie auch immer geartete, Inhalt das eigentlich Kreative als das Eingefallene im Sinne eines Produktes ist, das sprachlich oder nicht sprachlich ausgedrückt werden kann. Der Sprung als Akt ist dagegen das eigentlich spontane Geschehen. In diesem Sinne kann folgende Definition abgeleitet werden:

> Spontaneität ist eine sich sprunghaft hinwendende Bereitschaft zu etwas.

Auch Moreno spricht von Spontaneität als einer »Bereitschaft zur Tat«.[134] Bevor es zu dieser Tat oder Handlung im kreativen Sinne kommt, ist Spon-

133 Ebd., S. 111.
134 Moreno, 1974, S. 439.

taneität als deren Ermöglichungsgrund eine Bereitschaft, etwas zu empfangen, oder besser, eine Bereitschaft, sich für etwas zu öffnen, um es zu empfangen. Erst dann kann es, insbesondere aufgrund der emotionalen Befindlichkeit des Betroffenen während eines solchen Ereignisses, z. B. zu einem Tatendrang kommen, wie ihn Müller am Beispiel des Dranges zum künstlerischen Schaffen beschreibt. Daß diese Bereitschaft wesentlich eine sprunghafte ist, zeigt die Untersuchung von Graumann zum Einfall als Prototyp von spontanen Geschehen. Auch finden sich die zentralen Attribute des Sprunges, die Nicht-Ichhaftigkeit, das Plötzliche und die Avolitionalität im Spontaneitätskonzept von Müller wieder. Somit gilt, daß das Sprunghafte das wesentliche strukturelle Moment von Spontaneität ist.

In der neueren Philosophie spielt der Begriff des Sprunges insbesondere bei Kierkegaard (und in der Folge auch bei Heidegger und Jaspers)[135] eine zentrale Bedeutung und hat, zumindest auf formaler Ebene, eine analoge Bedeutung wie der Sprungbegriff bei Graumann, was in dessen Arbeit allerdings unerwähnt bleibt.

Grundsätzlich merkt Kierkegaard an, daß das Neue immer durch den Sprung komme. Und Christa Kühnhold, die eine umfassende Analyse des Sprungbegriffes von Kierkegaard unternommen hat, unterstreicht:

> Im »qualitativen Sprung« tritt, und das gilt es zu zeigen, ein Neues hervor, daß keine Teile im Ergebnis der Einigung mehr erkennen läßt.[136]

Die Ansätze von Moreno, Müller, Hausman und Graumann lassen sich zusammenfassend im wesentlichen als psychologische oder auch (deskriptiv-)phänomenologische Analysen des Spontaneitätsbegriffes und dessen strukturelle Implikationen verstehen. Darüber hinaus sind auf transzendentalphilosophischer Ebene Studien zum Spontaneitätsbegriff entwickelt worden. Zu nennen sind hier insbesondere die von Immanuel Kant und Jean-Paul Sartre. Der wesentliche Unterschied zwischen beiden Betrachtungsebenen liegt sicherlich u. a. darin, daß erstere vergleichsweise partikular ist, d. h. Spontaneität mit einem bestimmten Etwas (Liebe, Kreativität, Einfallserleben, Mut etc.) innerhalb psychischen Erlebens in Beziehung gesetzt wird; auf transzendentaler Ebene hat Spontaneität dagegen einen apriorischen Charakter.[137] Sartre faßt seinen Spontaneitätsbegriff, der glei-

135 Siehe dazu: Quitmann, 1996, S. 76; Heidegger, 1989, S. 227.

136 Kühnhold, 1975, S. 42.

137 Kant, 2002, S. 490.

chermaßen den schöpferischen Charakter menschlicher Existenz aufzeigt und Grundlage der Freiheitstheorie seines Hauptwerkes *Das Sein und das Nichts* ist, wie folgt:

> Wir können also unsere These formulieren: das transzendentale Bewußtsein ist eine unpersönliche Spontaneität. Es bestimmt sich jeden Augenblick zur Existenz, ohne daß man sich etwas *vor* ihm denken könnte. So offenbart uns jeder Augenblick unseres bewußten Lebens eine *creatio ex nihilo*. Kein neues *Arrangement*, sondern eine neue Existenz. Es hat für jeden von uns etwas Beängstigendes, so auf frischer Tat diese unermüdliche Schöpfung von Existenz zu ertappen, deren Schöpfer *wir* nicht sind. Auf dieser Ebene hat der Mensch den Eindruck, sich unaufhörlich zu entgehen, sich zu übersteigen, sich durch einen immer unerwarteten Reichtum zu überraschen, und wieder ist es das Unbewußte, das er damit beauftragt, von dieser Überschreitung des ICH durch das Bewußtsein Rechenschaft abzulegen. Faktisch vermag das ICH nichts gegenüber dieser Spontaneität, denn *der Wille ist ein Objekt, das sich für und durch diese Spontaneität konstituiert.* … Diese monströse Spontaneität scheint uns der Ursprung zahlreicher Psychasthenien zu sein.[138]

4.2 Spontaneität und Angst

Mit dem oben entwickelten Spontaneitätsbegriff ist es nun möglich, die polare Beziehung von Angst und Spontaneität u. a. aus folgenden Perspektiven weiter zu beschreiben und auszudifferenzieren: a) aus struktureller, b) dynamischer, c) kognitiver und d) zeitlicher Perspektive.

a) die strukturelle Perspektive:

Wesentliche Hinweise auf die Polarität ergeben sich auf struktureller Ebene. Oben (S. 43) wurde das unmittelbar und bedrohlich erlebte Abgetrenntwerden von der bedeutungshaften Umwelt als das konstitutive Moment reiner Angst herausgestellt. Dieses ohnmächtig erlebte Abgetrenntwerden setzt sich, wie bereits erwähnt, aus zwei unmittelbar zusammenhängenden Strukturelementen zusammen:

138 Sartre, 1982, S. 86f.

dem Verschlossenwerden
dem Zurückbleiben hinter elementaren Lebensbezügen.

Genau umgekehrt verhält es sich bei spontanem Geschehen. Bereits der Begriff des Sprunges beinhaltet die genaue Umkehrung beider Strukturelemente der Angst. So bedeutet Sprung gleichermaßen Aufspringen bzw. Aufbrechen im Sinne von Öffnen oder Öffnung wie auch das dynamische, plötzlich sich selbst übersteigende Moment, das »nach vorne« gerichtet ist. Entsprechend ergeben sich für die Spontaneität folgende Strukturelemente:

das Geöffnetwerden
die plötzliche Hinwendung zu etwas.

Diese beiden Aspekte sind außerdem die subjektiven Voraussetzungen für das Individuum, sich mit etwas in der Welt zu vereinigen, sich, im Sinne von Transzendenz,[139] an etwas hingeben zu können, also auch hier das genaue Gegenteil vom Abgetrenntwerden in der Angst. In diesem Zusammenhang seien noch einmal die Liebe und das produktive Tätigsein erwähnt, die nach Fromm (1987) und auch Müller (1967) als höchste Ausdrucksformen von Spontaneität gelten.

b) die dynamische Perspektive:

Die Strukturelemente von Spontaneität und Angst bilden gleichermaßen die Grundlage für die Erhellung der Dynamik zwischen Angst und Spontaneität. Hierbei geht es insbesondere um die Frage nach dem dynamischen Prozeß, an dessen Ende auf Seiten der Angst der (Zeit-)Stillstand und auf Seiten der Spontaneität der Sprung bzw. eine Reihe von Sprüngen stehen. Auch bezüglich dieses Prozesses müssen Angst und Spontaneität vergleichbar sein, d. h. dieser Prozeß muß aus struktureller Sicht in beiden Fällen analog sein.
Um das dynamische Moment von Angst und Spontaneität näher erfassen zu können, muß folgende Annahme vorangestellt werden: Die Strukturelemente von Angst und Spontaneität müssen nicht notwendig zusammen in Erscheinung treten. Verschlossensein ist ebensowenig zwangsläufig an Zurückbleiben hinter fundamentalen Lebensbezügen gekoppelt wie Geöff-

139 Transzendenz wird im folgenden ganz im Sinne von Tellenbach verwendet und meint den (elementar unwillkürlichen) Überstieg des Daseins zur Welt. Siehe dazu: Tellenbach, 1983, S. 195; siehe auch Kapitelabschnitt 6. 1.

netwerden an ein dynamisches Sich-auf-etwas-Richten. Jedes dieser Strukturelemente ist wohl auch einzeln zu identifizieren.

So kommt Verschlossensein als Folge von Mißtrauen vor. Offenheit als solche kann allgemein Aufgeschlossenheit bedeuten. Zurückbleiben (temporär begrenzt) hinter sich und den anderen kann mehr oder weniger intensiv empfundene Langeweile sein. Und ein konkretes Gerichtetsein auf etwas ohne eigentliche Öffnung für dieses Bestimmte kann einem verhaltenen Interesse oder einer spezifischen Hemmung entsprechen.

Die dynamische Steigerung mit der Folge von Angst bzw. Spontaneität entsteht nun, wenn die Strukturelemente sich unmittelbar miteinander verschränken und sich aufgrund dieser Verschränkung positiv verstärken. Angst entwickelt sich gewissermaßen spiralförmig, wenn Verschlossenwerden Zurückbleiben hervorruft und dieses in einem sich steigernden Verlauf auch wiederum jenes, so daß Angst sich schließlich unkontrollierbar ins Bodenlose steigern kann.

In analoger Weise verhält es sich bei spontanem Geschehen. Auch hier entsteht eine dynamische Steigerung. Durch das unmittelbare, sich positiv verstärkende Ineinander von Geöffnetwerden und plötzlicher Hinwendung entsteht durch das Sich-selbst-Übersteigende im Sprung ein erlebensmäßiger Aufschwung. Dem Abgrund der Angst steht entsprechend der Aufschwung im spontanen Augenblick gegenüber.

Ein wesentliches Charakteristikum dieser dynamischen Steigerung von Angst und Spontaneität ist die Unmöglichkeit der willentlichen Beeinflussung und die damit mehr oder weniger zusammenhängende Rätselhaftigkeit, die dieses Steigerungspotential umgibt. Um diese Rätselhaftigkeit genauer zu fassen, wird nun ein Grundgedanke von Viktor v. Weizsäcker vorangestellt, der zwar keinen direkten Bezug zu Angst und Spontaneität hat, aber in sinnvoller Weise auf die hier angesprochene Rätselhaftigkeit angewendet werden kann.

Innerhalb seiner Betrachtung über den Zusammenhang von Wahrnehmen und Bewegen betont v. Weizsäcker, daß beide Vermögen für das Bewußtsein in einem Verhältnis der gegenseitigen Verborgenheit stünden.[140] Ohne an dieser Stelle näher auf die Einzelheiten der Analyse v. Weizsäckers eingehen zu können, kann die These von der gegenseitigen Verborgenheit für die dynamische Steigerung von Angst und Spontaneität außerordentlich frucht-

140 v. Weizsäcker, 1968, S. 21.

bar sein. Analog zu Wahrnehmen und Bewegen stehen auch die jeweiligen Strukturelemente von Angst und Spontaneität in einem unmittelbaren, inneren Zusammenhang. Die Annahme, daß sich etwa die Strukturelemente der Angst (Zurückbleiben und Verschlossenwerden) in gegenseitiger Verborgenheit befinden, läßt sich wiederum an dem Unterschied von Angst und (tiefer) Langeweile aufzeigen. Bereits oben (S. 35) wurde als Charakteristikum der Langeweile das Abgelöstwerden des Betroffenen von der Umwelt erwähnt. Das Bedeutungshafte der Umwelt läßt nach, löst sich aber nicht auf. Auch wenn dieser Zustand unangenehm, bisweilen als quälend empfunden wird,[141] so hat dieser aber noch nicht die Qualität des Bedrohlichen und Unkontrollierbaren. Diese wird erst erreicht, wenn es zum Abriß von der Umwelt kommt, wenn nämlich Angst entsteht. Die neue Qualität besteht in dem Verschlossenwerden, das sowohl Eingeschlossensein in sich wie auch Ausgeschlossensein von der bedeutsamen Umwelt einbezieht.

Was spricht nun für die gegenseitige Verborgenheit von Zurückbleiben und Verschlossenwerden? Im Vergleich zur Langeweile ist es eben vor allem das Rätselhafte, das Unheimliche, das Unerklärliche und auch Unkontrollierbare der Angst, das vermuten läßt, daß ihr »Mechanismus« im Verborgenen wirkt. Gerade die Unkontrollierbarkeit der Angst aufgrund des verborgenen Anteils kann ein potentielles Moment ihrer Steigerung sein.

Noch deutlicher zeigt sich die gegenseitige Verborgenheit der Strukturelemente innerhalb der Spontaneität. Hierauf weisen bereits unverkennbar die Attribute des Sprunges hin wie die Eshaftigkeit und Nicht-Ichhaftigkeit, der Charakter des Empfangens, des Geschenkartigen etwa im Akt des Einfallens. So spricht auch Fink-Eitel in der Konzeption des Sprunges bei Kierkegaard von einem »unerklärlichen Geschehen unverfügbaren Selbstwerdens«.[142]

c) die kognitive Perspektive:

Da im vorigen Abschnitt ausführlich der Einfall als kognitiver Modus der Spontaneität dargestellt wurde, ist zu fragen, ob auch der Angst ein spezifisches kognitives Muster zugeordnet werden kann. Wenn hier als Ausgangspunkt das angstspezifische Moment des Abgetrenntwerdens zugrunde gelegt wird, ist der der Angst zuzuordnende kognitive Modus die Reflexion.

141 Dazu auch: Wyss, 1973, S. 354.
142 Fink-Eitel, 1993, S. 77.

Grundsätzlich überwiegt insbesondere in der Philosophie des 20. Jahrhunderts die Überzeugung, Reflexion produziere eine »Trennung«.[143] Dieter Wyss bemerkt hierzu:

> In der Spaltung der primären Identität entsteht Reflexion, die die lebendigen Vorgänge im Denken zergliedert, sie zur menschlichen Umwelt (Technik) fügt und damit Trennung des lebendigen In-Einander-Seins als »Urschuld« des Geistes, des Erkennens aufweist.[144]

Diese Trennung kann als ein Unterbrechen (im Sinne einer Hemmung) des vorreflexiven Lebensvollzuges verstanden werden. Als »Zweck« dieses Unterbrechens läßt sich die Kontrolle und zielgerechte Steuerung des weitgehend unreflektierten und damit spontanen Lebensvollzuges nennen.

Inwieweit ist nun das Trennende, Unterbrechende der Angst und der Reflexion miteinander vergleichbar? Beide sind Formen des Innehaltens. Ob das Innehalten, das ebenso wie Angst das Moment des Zurückbleibens (»halten«) und das der Verschlossenheit (»Inne«) hat, als Angst erlebt wird oder nicht, hängt in grundsätzlicher Weise davon ab, ob es vom Subjekt (noch) als beeinflußbar erlebt wird bzw. selbst aktiv herbeigeführt worden ist oder ob das Subjekt sich dem Innehalten ausgeliefert fühlt, etwa als einem passiv zu erleidenden Innegehalten-Werden.

Weiter ist es wichtig festzustellen, ob ein Innehalten als sinnvoll erlebt wird oder nicht. So ist die Reflexion ein Innehalten von etwas für ein bestimmtes Ziel, etwa eine Problemlösung. In der Angst kann dieser Sinn weitgehend fehlen. Zumindest indirekt wird dieser Zusammenhang von reiner Angst (in dem hier entwickelten Sinn) und Reflexion beispielsweise von Binswanger bestätigt, wenn er feststellt:

> Zunächst zeigt sich, daß die natürliche Erfahrung hier [in der Melancholie] nicht mehr unreflektiert und unproblematisch ist, sondern im höchsten Grade reflektiert und problembelastet.[145]

Roland Lambrecht spricht in seiner Arbeit über Melancholie von deren »reflexiver Zerstörung der spontanen Erlebnisfähigkeit« und bezeichnet weiter die Melancholie generell als »Schmerz der Reflexion«.[146] Darüber hinaus läßt

143 Prechtl, Burkard, 1996, S. 442.
144 Wyss, 1973, S. 356.
145 Binswanger, 1960, S. 123 f.
146 Lambrecht, 1994, S. 10.

sich auch eine gegensätzliche Spannung zwischen Einfall und Reflexion feststellen. Der intensiven (Selbst-)Reflexion der Melancholie steht entsprechend das Übergehen »von einem Einfall zum nächsten« in der Manie gegenüber. Hierauf wird in Kapitelabschnitt 4.3 noch näher eingegangen.

d) die zeitliche Perspektive:

Als Zusammenfassung kann an dieser Stelle festgehalten werden, daß bei allen bisher behandelten Perspektiven die elementare Vergleichbarkeit und in diesem Sinn auch die Polarität von Angst und Spontaneität aufgezeigt und damit von einer echten polaren Struktur gesprochen werden kann. Besonders evident wird diese Polarität ebenso bei der Dimension der Zeitigung menschlichen Daseins. So steht in der Angst, als bedrohlichem Indifferenzerleben, die Zeit gleichermaßen still. Dem entgegengesetzt steht der Sprung, als Wesensmerkmal der Spontaneität, für den Augenblick der qualitativen Veränderung.
Hier bietet es sich nun an, noch einmal an den Ausgangspunkt der Frage nach dem Antipoden der Angst zurückzukommen. Es war Schelers Gedanke, daß sich der Mensch zeitige, indem er seine Zustände qualitativ ändere, und zwar spontan. Die durchgeführte Untersuchung des Spontaneitätsbegriffes, die zentral den Sprung herausstellt, kommt nun zu einem analogen Ergebnis. Zeitigung ist identisch mit lebendigem Setzen von qualitativen Differenzen. Konkret zeigte Graumann am Beispiel des Einfalls, welche Bedeutung dem Sprung bei der qualitativen Veränderung des Erlebens zukommt. Auch Kierkegaard betonte das qualitativ Neuartige durch den Sprung.
So konnte die eigene Untersuchung mit dem Sprung den Aspekt herausstellen, der gleichursprünglich für die Zeitigung wie für qualitative Veränderungen der Erlebens steht. Und mit dem Sprung schließt sich außerdem genau die Lücke in Schelers Betrachtung zur Spontaneität der Selbstveränderung, die offen ließ, wodurch genau diese qualitativen Zustandsänderungen herbeigeführt werden.
Da in Kapitelabschnitt 3.3 der unmittelbare Zusammenhang von reiner Angst und Melancholie ausführlich dargelegt wurde, gilt es nun zu überprüfen, inwieweit der Gegensatz von Angst, die Spontaneität, auch zur Erhellung des der Melancholie Entgegengesetzten, der Manie, beitragen kann. Ein solcher Ansatz würde nicht nur zu einem neuen Verständnis zum inneren Zusammenhang von Melancholie und Manie führen, sondern wäre auch von anthropologischer Relevanz.

4.3 Spontaneität und Manie

Die Betrachtung der Manie orientiert sich im folgenden zentral an der Initialphase, da sich hier das Wesentliche der Manie, der Aufschwung, noch relativ unverfälscht zeigt.

Jeder Versuch, bei dem es darum geht, näheres über die Manie zu erfahren, steht erst einmal vor der Frage, weshalb die Manie, im Gegensatz zur Melancholie, bisher so stiefmütterlich in der wissenschaftlichen Betrachtung behandelt worden ist. Sowohl in qualitativer wie quantitativer Hinsicht bleibt der Forschungsertrag, gerade auch auf phänomenologisch-anthropologischer Ebene, weit hinter dem der Melancholie zurück.[147] Welche Gründe können hierfür angeführt werden? Wyss vermutet, daß die Manie an sich transparenter als die Depression sei und daher bei ihr weniger wissenschaftlicher Aufwand betrieben werden müsse.[148] Selbst wenn es sich so verhielte, was allerdings bezweifelt werden muß, vertieft ein solches Argument nicht gerade sonderlich den Erkenntnisstand über die Manie. Ein Grund für den mangelnden Forschungsertrag könnte auch der schwierigere klinische und praktische Umgang mit den Betroffenen sein. Allerdings verhindert diese Schwierigkeit nicht die theoretische Auseinandersetzung und Diskussion über die Fundamente dieser extremen Erlebensweise. Das grundsätzliche Problem mit der Manie besteht vermutlich darin, daß dem Gegenüber der »klassische« Zugang, wie er sich bei den meisten anderen psychischen Störungen bewährt hat, erheblich erschwert wird, nämlich das einfühlende Verständnis für den Betroffenen in dessen besonderer Erlebensweise.

Der melancholische Patient macht das einfühlende Verstehen seines Zustands vergleichsweise einfach. Er ist psychisch massiv beeinträchtigt, leidet schwer darunter, braucht Hilfe und gibt sich entsprechend hilfsbedürftig. Dieser Leidenszustand versteht sich gewissermaßen von selbst. Mitgefühl, das Bedürfnis zu helfen und das Verständnis für die Situation des Betroffenen bilden einen einheitlichen Zugang und können sich dabei gegenseitig verstärken. An einem eindrucksvollen Beispiel, das v. Gebsattel anführt, soll kurz verdeutlicht werden, wie wichtig ein unbedingtes, einfühlendes Verstehen nicht nur der Situation des Betroffenen gerecht wird, sondern auch ein

147 Eine Ausnahme sind hier die Arbeiten von Ludwig Binswanger, auf die weiter unten noch näher eingegangen wird.

148 Wyss, 1973, S. 363.

tieferes Verständnis der Melancholie selbst ermöglicht. Das Beispiel ist dem berühmten Aufsatz *Zeitbezogenes Zwangsdenken in der Melancholie* entnommen, auf den sich auch Theunissen in seiner oben erwähnten Arbeit (S. 43) zentral bezieht.

Viktor Emil v. Gebsattel beschreibt das melancholische Erleben einer Patientin. Dieses besteht in einem sogenannten Registrierzwang, d. h. die Patientin registriert an jedem Wahrnehmungsinhalt das Vergehen der Zeit. Die Gegenstände der Wahrnehmung sind nur noch durch die Zeit bestimmt, in der sie vergehen. Die Patientin kommentiert ihr Erleben wie folgt:

> ich erkenne etwas, was die anderen nicht erkennen. Ich habe eine unglückliche, aber ganz logische Weltanschauung. Man kann eigentlich gar nicht anders denken als ich.[149]

Hierzu bemerkt v. Gebsattel:

> Wir haben keinen Grund, an der subjektiven Richtigkeit dieser Feststellung zu zweifeln. Offenbar befindet sich die Patientin in einer Verfassung, die durch den Registrierzwang adäquat ausgedrückt wird, und diese Übereinstimmung von Symptom und innerem Zustand erweckt in der Patientin die Überzeugung, daß sie völlig richtig denkt und keineswegs falsch. Eine Feststellung die von allergrößter Bedeutung erscheint, da wir der Meinung sind, daß jedes Melancholiesymptom, auch der Wahn als Ausdruckstatsache, aufzufassen ist und insofern eine symbolische Wahrheit besitzt, relativ auf einen symbolschaffenden inneren Zustand des Kranken.[150]

Zum Verständnis der Manie ist bisher, soweit bekannt, kein annähernd vergleichbar sich konstruktiv auswirkender Ansatz entwickelt worden. Es gibt im Grunde keinen theoretischen Ansatz, der versucht, die Manie an sich zu erfassen, und dabei diese, etwa wie v. Gebsattel die Melancholie, selbst zu Wort kommen läßt. Allerdings ist ein solcherart gefordertes einfühlendes Verstehen, wie bereits erwähnt, erschwert, und das vor allem deswegen, weil die Krankheitseinsicht bei dem Gegenüber und dem Betroffenen nicht, wie etwa bei der Melancholie, übereinstimmen. Bei der Manie sieht das Gegenüber einen Menschen, der offensichtlich psychisch krank ist, während sich die manische Person gerade besonders gesund und großartig fühlt. Um nun

149 v. Gebsattel, 1954a, S. 7.
150 Ebd., S. 7.

die Manie adäquat von außen zu erfassen, müßte das Spezifische des Hochgefühls genauer analysiert und beschrieben werden. Einfühlendes Verstehen der Manie verlangt, daß man dem Betroffenen, ganz im Sinn der Zeitgestalt der Manie, einen Augenblick sein Hochgefühl schlicht abnimmt und sich einen Augenblick auf die Expansivität, Lebensfreude und Hochgefühl des Manischen, wie es sich typischerweise am Anfang der Erkrankung zeigt, einläßt. Dies ist in den bisherigen theoretischen Auseinandersetzungen nicht geschehen.

Generell sind die wenigen Beschreibungen der Manie, viel stärker als etwa die der Melancholie, von impliziter Abwertung und Mißtrauen geprägt. Beispielhaft sind hier auch die Studien von Binswanger, die dennoch zu den differenziertesten der bisherigen Manieforschung gehören. An dieser Stelle sei folgende Passage zitiert:

> Nicht von ungefähr sagen wir, der Manische *»konsumiere«* seine Umgebung, »er sauge sie aus bis aufs Blut«, er »ruiniere« sie oder »mache sie kaputt«, und zwar mit seiner, keinen Widerspruch vertragenden Selbstherrlichkeit, seiner Aufdringlichkeit und Gewaltsamkeit, seinem Redeschwall, seinen endlosen Wünschen, Aufträgen, Bestellungen, Schreibereien, seiner Gereiztheit, Widersprüchlichkeit und Empfindlichkeit, seiner unersättlichen Neugierde, seinem Betasten und Beschauen von allem und jedem, Sicheinmischen in alles und jedes. Durchweg sind wir für den Manischen kein alter ego, kein Partner, sondern ein x-beliebiger Fremder oder besser ein Fremdes, ein Etwas, das man beschaut und ergreift, konsumiert, verletzt, stört und zerstört. Selbst der unbändige Haß und die wütenden Drohungen mit Rache, die die »zornmütigen« Manischen gegen die sie Internierenden oder in der Anstalt »Zurückhaltenden« äußern, ist nicht der Haß gegen einen oder das Rachegelüste an einem alter ego, sondern, gemäß dem Verlust der konstitutiven Erfahrung des ego, nur noch Wut gegen einen Widerstand, gegen ein widerständliches Etwas, das ihnen im Wege steht.[151]

Man kann sich hier des Eindrucks nicht erwehren, daß Binswangers Schilderung aus einer subjektiven Bewertung heraus stark verzerrt ist. Insgesamt hat es den Anschein, als ob aus diesem vorgeschalteten Mißtrauen heraus der Manie ein Teil des Verständnisses vorenthalten bliebe und sie dadurch im Grunde in ihrer eigenartigen Leistung nicht hinreichend gewürdigt würde.

151 Binswanger, 1960, S. 84.

Dieses unzureichende Verständnis mag nicht zuletzt auch daran liegen, daß der Experte (Arzt oder sonstiger Therapeut) manische Patienten erst zu Gesicht bekommt, wenn die Störung schon zu massiven Schwierigkeiten geführt hat und der Betroffene womöglich selbst schon von der Manie ausgezehrt ist. Grundsätzlich lassen sich also erhebliche Unterschiede in der Akzeptanz von Melancholie und Manie ausmachen, die sich direkt auf entsprechende Verstehenskonzeptionen auswirken.

Während die Melancholie durchaus als elementare oder gar höhere mentale Erfahrung gilt,[152] läßt sich dies von der Manie keineswegs behaupten. Schon im alltäglichen Sprachgebrauch wird schlechte Laune auch mit Begriffen wie Depressivität oder depressiver Stimmung ausgedrückt. Auf der anderen Seite würde sich wohl jeder dagegen verwehren, wenn Lebensfreude, Optimismus und Tatendrang mit, wenn auch mildem, Manieverdacht belegt würde. Im Vergleich zur Melancholie wird der Maniebegriff demnach, in wesentlich engeren Grenzen, als bloße Krankheitskategorie verwendet.[153] Ein Grund dafür ist eben auch, daß ein der Melancholie analog universalistisches Maniekonzept zwangsläufig erhebliche Auswirkungen auf geläufige Konstruktionen von psychischer Normalität bzw. seelischer Gesundheit hätte. Gerade diese verblüffende Übereinstimmung von zumindest geringeren bis mittleren, zu einer leichten Manie gehörenden (maniformen/hypomanischen) Symptomen oder auch von Hyperthymie (Hochgefühl oder -stimmung) und Aspekten seelischer Gesundheit werfen erneut die Frage auf, ob die Manie und ebenso die Melancholie sich qualitativ von normalen seelischen Zuständen unterscheiden oder lediglich ein, wenn auch extremes »Zuviel« bzw. »Zuwenig« sind. (Diese Diskussion wird in Kapitelabschnitt 6.1 wieder aufgegriffen.) Vor allem ist es aber an dieser Stelle erforderlich, erneut die Frage nach den der Manie zugrundeliegenden Strukturen zu stellen. Wie bereits erwähnt, steht hier insbesondere der Zusammenhang von Spontaneität und Manie im Vordergrund, der sich durch die unmittelbare Beziehung von reiner Angst und Melancholie einerseits und der polaren Beziehung von Angst und Spontaneität andererseits andeutet.

152 Eine positive Einschätzung der Melancholie findet sich ja von antiken Beschreibungen bis zum depressiven Realismus des 20. Jahrhunderts.

153 Eine Ausnahme ist hier die Konzeption des »Typus manicus«, den v. Zerssen (1977, S. 86) dem »Typus melancholicus« als Persönlichkeitstyp mit folgenden Eigenschaften gegenüberstellt: »inconstant, independent, unconventional, broadminded, imaginative, generous, daring.«

Mit Binswangers phänomenologischen Studien zu Melancholie und Manie ist für die Erhellung dieses Zusammenhangs der Boden gewissermaßen bereitet. So trifft Binswanger sicherlich den Kern der Sache, wenn er die Manie als »springende ... Daseinsform«[154] bezeichnet, wobei springend hier gleichbedeutend ist mit dem Denkvorgang »von einem Einfall zum nächsten« und dem Leben »von Augenblick zu Augenblick«, das dem Maniker eigen ist. Alle drei Aspekte hängen wesentlich mit spontanem Geschehen zusammen bzw. weisen unmittelbar auf ein solches hin: der Sprung als das Wesen, der Einfall als prototypisches Geschehen und der Augenblick als Zeitgestalt der Spontaneität. Auch wenn Binswanger den Begriff der Spontaneität selbst nicht verwendet, stimmt er etwa einem Angehörigen eines von ihm behandelten Patienten ausdrücklich zu, der die Manie als »d'une spontanéité excessive«[155] beschreibt. Aber nicht nur auf begrifflicher, sondern ebenso auf struktureller Ebene läßt sich der Zusammenhang von Spontaneität und Manie verdeutlichen. Hierbei gehen wir von obiger Definition aus, wo Spontaneität als »sich sprunghaft hinwendende Bereitschaft zu etwas« gefaßt wird. Mit dieser sprunghaft-bereiten Hinwendung zu etwas korreliert etwas ganz Entscheidendes, eine Abwendung, und zwar des Springers von sich selbst. Abwendung und Hinwendung sind wiederum wesentliche Charakteristika der Manie. Die radikale Hinwendung des Manikers zur »Gesellschaft« und die damit einhergehende, ebenso radikale Abwendung von sich selbst.

Aber genau hier läßt sich der Hiatus benennen, der »gesunde« Spontaneität von ihrer pathologischen Variante unterscheidet. Ist doch diese nicht eine »sich sprunghaft hinwendende Bereitschaft zu etwas« als etwas Bestimmtem, sondern vielmehr eine zu »Allem und Jedem«, also völlig unbestimmt und damit analog zur Unbestimmtheit reiner Angst. Die erste Variante läßt sich somit als sinnvoll, die zweite pathologische Form als »sinnfrei« bezeichnen. Bevor auf diese näher eingegangen wird, stellt sich in diesem Zusammenhang noch einmal grundsätzlich die Frage nach dem Sinn von Spontaneität. Anhand des bisher Gesagten ist eine erste Annäherung an den Sinn von Spontaneität bereits möglich. In Kapitel 4 wird betont, daß Spontaneität ein Sichvereinen/Sichverbinden bewirkt. Prinzipiell hängt demnach der Sinn von Spontaneität mit In-Beziehung-gesetzt-Werden zusammen. Wobei hier nicht nur die Beziehung zu Mitmenschen gemeint ist, sondern

154 Binswanger, 1960, S. 102.
155 Ebd., S. 82.

auch zur Natur und zu »geistigen Wesenheiten«. Bereits das Ineinander von Offenheit und Hinwendung weist auf die Bedeutung hin, die Spontaneität für Beziehung hat. Wie ist also der beziehungskonstituierende Akt des spontanen Sichausrichtens auf etwas als das andere/das Gegenüber zu fassen? Was ereignet sich, wenn das Gegenüber von dieser Spontaneität berührt wird? Hier geschieht etwas höchst Bemerkenswertes. Das spontan angesprochene Gegenüber offenbart sich und springt seinerseits entgegen. Die sich so spontan konstituierende Beziehung basiert demnach auf zwei gleichursprünglichen Momenten: auf wechselseitiger unmittelbarer Offenheit und wechselseitiger unmittelbarer Hinwendung.

Diesen Prozeß der wechselseitigen Offenheit und Hinwendung gilt es noch genauer zu fassen. Was bedeuten beide Aspekte in ihrem Verhältnis zueinander? Offenheit bedeutet Offenbarung ganz konkret, d. h. Freilegung, Entbergung dessen, das sich, so freigelegt, erst sprunghaft hinwenden kann. Im Zwischenmenschlichen könnte man dasjenige, das sich offenbart, als das nackte Selbst in seiner radikalen und unverstellten Individualität benennen. Es ist das Geheimnis der Spontaneität, daß sich nur diese unverstellte Individualität, dieses wirklich Einzelne sprunghaft zum anderen hinwenden kann. Und es ist das Geheimnis der Liebe als einer besonderen Ausprägung der Spontaneität, daß sich der andere in dem Berührtwerden durch diese radikale Individualität selbst offenbart und unmittelbar hinwendet. Gerade in der Spontaneität der Liebe zeigt sich die selbstlose, zweckfreie Hingabe an den anderen. Ein weiteres Beispiel für Spontaneität und ihre Wirkung der wechselseitigen Öffnung ist Humor. Hier zeigt sich, daß es sich bei dieser wechselseitigen Öffnung nicht um eine gesetzmäßige Beziehung handelt, weil Humor, als sinnvolles Geschehen, prinzipiell ein bereites Gegenüber braucht. Die Beziehung konstituierende Bedeutung der Spontaneität läßt sich dann so ausdrücken:

> Spontaneität ist der Sprung von mir, zu mir im anderen, über das Nichts.

Neben dem zentralen Charakteristikum, nämlich Ursprung alles Neuen zu sein, ist Spontaneität immer auch ein Beziehung konstituierendes Moment implizit. Der Sinn von Spontaneität ist es demnach, gleichermaßen neue Beziehungen zu stiften wie bestehende Beziehungen zu erneuern.

Wie nun haben sich diese Eigenschaften in der Manie abgewandelt? Wie kommt es, daß Spontaneität ihren Sinn verliert? Dieser Verlust setzt damit an, daß der Betroffene nicht mehr aus dem spontanen Geschehen heraus-

kommt, d.h. mit der plötzlichen Zuwendung nach außen korrespondiert nicht mehr eine, wie auch immer geartete, Wiederzuwendung zu sich, etwa um das spontan Empfangene (z.B. innerhalb eines Einfallsgeschehens) einzuordnen, zu reflektieren, sondern es bleibt bei der nun weiter springenden Zuwendung zur Welt und der damit einhergehenden Abwendung von sich selbst. Hier nun entleert sich das spontane Geschehen und beginnt, sich selbst aufzulösen. Es kommt nicht mehr zur spontanen Beziehung zu einem bestimmten Etwas, da dieses Etwas nur ein solches für ein bestimmtes Selbst ist, das sich zu diesem hinwendet. In der Manie hat sich aber die Spontaneität von diesem Subjektpol, der eben für jede wirkliche Beziehung konstitutiv ist, losgerissen und springt nun entsprechend nicht mehr auf etwas Bestimmtes, sondern eben auf »Alles und Jedes«. Was das bedeutet, läßt sich im Vergleich zur »gesunden« Spontaneität verdeutlichen. Bei dieser ist es gerade die sich öffnende Individualität, die sich im Sprung befreit ausdrückt und die dadurch ihrerseits zur Öffnung des Gegenüber beiträgt (z.B. beim Humor). Demgegenüber ist die Spontaneität in der Manie in ihrer Verselbständigung im besten Sinn des Wortes radikal rücksichtslos. Ihr Ursprung, das sich offenbarende Subjekt, ist für das Gegenüber nicht mehr erkennbar und führt neben anderem zu dem Eindruck der Sinnlosigkeit. Der Betroffene selbst ist dem Zustrom von Einfällen, Ideen und Projekten ausgeliefert. Dabei fehlt ihm die Fähigkeit, das spontan Gewonnene an seine subjektive Konstitution rückzubinden und es erst dadurch zur eigentlichen nachvollziehbaren Bedeutsamkeit zu bringen. Auf diese frei flottierende Spontaneität wird noch in Kapitel 6 genauer einzugehen sein.

An dieser Stelle soll noch der Frage nachgegangen werden, wie Spontaneität und eines der zentralen Merkmale der Manie, die euphorische Stimmung, miteinander zusammenhängen könnten. Wie läßt sich die euphorische Stimmung aus dem spontanen Grundgeschehen verstehen? Daß Spontaneität in der Regel mit einer gelösten, lockeren oder gar gehobenen Stimmung einhergeht, ist eine beinahe alltägliche Erfahrung. Es ist das Ineinander des Sichlösens und Sichöffnens für etwas und das Empfangen dieses Etwas als konkreter Lösung oder gar als wirklicher Erlösung, das zu gesteigerter Stimmung führt. Es ist das Erlebnis des Individuums, nicht nur mit der Welt in Beziehung zu treten, sondern gleichursprünglich ebenso von der Welt in neue Beziehungen gesetzt zu werden. Hier fallen Aktivität und Passivität, d.h. »entschlossene« Hinwendung und Empfangen, im Individuum zusammen.

Wie aber kann die sinnlose Spontaneität der Manie zu euphorischer Stimmung führen? Wie oben gezeigt wurde, gründet sich die manische Spontaneität auf einen doppelten, miteinander zusammenhängenden Verlust. Mit dem Verlust der subjektiven Rückbindung korreliert der Verlust des ebenso subjektiv konstituierten Etwas, auf das die Spontaneität sich eigentlich bezieht. So gesehen müßte der Maniker eigentlich ins Nichts fallen, was er auch früher oder später in der depressiven Phase tut.[156] Wesentlich ist hier jedoch, daß der Maniker, obwohl ihn das Nichts bereits berührt, (noch) im Modus der Spontaneität ist. Ein Vergleich mit dem Melancholischen verdeutlicht diesen Aspekt. Der Melancholische kommt im Nichts zum Stillstand und ist nun vollkommen von diesem Nichts (als Leere) betroffen. Der Maniker aber steht nicht, sondern springt im Nichts. Diese anhaltende Spontaneität könnte demnach eine fundamentale Fehlinterpretation ermöglichen, die das Nichts als »Alles und Jedes«[157] erscheinen läßt und es als solches empfinden lassen kann.[158] Dieses »Alles und Jedes« ist demnach nicht wirklich etwas, sondern könnte vielmehr eine besondere Erscheinungsform des Nichts sein. In dieser völlig unverbindlichen Sphäre fühlt sich der Betroffene entsprechend großartig und mit dieser Welt im Einklang. So ist es die sich verselbständigende Spontaneität, die dem Betroffenen nicht Etwas, sondern gewissermaßen die ganze Welt in ihrer augenblicklichen, unverbindlichen Vielfalt nur so zuspült (und damit das Springen auf das »Alles des Nichts«) und die nicht nur gehobene, sondern euphorische Stimmung bewirkt.

Zum Schluß soll noch einmal die strukturelle Nähe von Spontaneität, Kreativität, gerade auch als Ausdruck von seelischer Gesundheit, und deren Aufgipfelung als maniforme Auslenkung dokumentiert werden. Friedrich Nietzsche hat in einer mittlerweile berühmten und vielzitierten biographischen Notiz bestimmte Momente eindrucksvoll festgehalten, in denen sich in ihm, auch für seine Verhältnisse, außergewöhnliche Erkenntnisprozesse ereignet haben. Das folgende Zitat stammt aus der Zeit der Abfassung der

156 Auf den Bezug der Manie zum Nichts hat bereits Binswanger hingewiesen, wenn er den Erkenntnisoptimismus in der Manie als das »Vor dem Nichts der Erkenntnis stehen ...« deutet (Binswanger, 1960, S. 104).

157 »... grenzenloses Ineinander von Subjekt und Welt ...« (Zacher, 1982, S. 269).

158 In diesem Zusammenhang ist folgendes Zitat eines einsichtsvollen manischen Patienten bemerkenswert, daß Tellenbach (1983, S. 203) bei Binswanger aufgegriffen hat: »Die Dinge lassen sich gar nicht so schnell realisieren wie man sich vorstellt. Die Mittel kommen ja doch durch die intensive Arbeit, nicht durch die Betriebsamkeit. Das will man manchmal gerne und dann tut man einen Sprung; aber das mit den Sprüngen ist nichts.«

ersten drei Bücher des *Zarathustra*. Hierzu bemerkt Karl Jaspers, daß Nietzsche sich in dieser Zeit in einem »die Gesamtverfassung seines Wesens unerhört übersteigernden Zustande«[159] befunden habe:

> Mit dem geringsten Rest von Aberglauben in sich würde man in der Tat die Vorstellung, bloß Inkarnation, bloß Mundstück, bloß Medium übermächtiger Gewalten zu sein, kaum abzuweisen wissen. Der Begriff Offenbarung, in dem Sinn, daß plötzlich, mit unsäglicher Sicherheit und Feinheit, etwas sichtbar, hörbar wird, etwas, das einen im tiefsten erschüttert und umwirft, beschreibt einfach den Tatbestand. Man hört, man sucht nicht; man nimmt, man fragt nicht, wer da gibt; wie ein Blitz leuchtet ein Gedanke auf, mit Notwendigkeit, in der Form ohne Zögern, – ich habe nie eine Wahl gehabt. Eine Entzückung, deren ungeheure Spannung sich mitunter in einen Tränenstrom auslöst, bei der der Schritt unwillkürlich bald stürmt, bald langsam wird; ein vollkommenes Außersich-sein mit dem distinktesten Bewußtsein einer Unzahl feiner Schauder und Überrieselungen bis in die Fußzehen; eine Glückstiefe, in der das Schmerzlichste und Düsterste nicht als Gegensatz wirkt, sondern als bedingt, als herausgefordert, als eine notwendige Farbe innerhalb eines solchen Lichtüberflusses; alles geschieht im höchsten Grade unfreiwillig, aber wie in einem Sturme von Freiheits-Gefühl, von Unbedingtsein, von Macht, von Göttlichkeit ... Die Unfreiwilligkeit des Bildes, des Gleichnisses ist das Merkwürdigste: man hat keinen Begriff mehr, was Bild, was Gleichnis ist.[160]

In dieser Beschreibung lassen sich unschwer maniforme Gesichtspunkte erkennen, und doch soll und kann hier keineswegs behauptet werden, daß Nietzsche zu dieser Zeit bzw. überhaupt manisch (-depressiv) war.[161] Vielmehr bestätigt dieses Beispiel – und es ließen sich viele weitere gerade aus den Bereichen Kunst, Dichtung, Philosophie und Wissenschaft anführen –, daß Spontaneität und Manie zumindest in einem strukturellen Zusammenhang stehen.

159 Jaspers, 1981, S. 96.
160 Ebd., S. 96.
161 Gleichwohl äußert Seidmann (1976. S. 387) diese Vermutung.

5 ANSÄTZE ZUR SEELISCHEN GESUNDHEIT

Die Frage, wodurch sich psychische Gesundheit auszeichnet, stellt sich vor dem Hintergrund des bisherigen Verlaufs der Untersuchung zumindest in zweifacher Hinsicht. Zum einen ist es die im vorigen Abschnitt angesprochene, eigentümliche Nähe von Hyperthymie und leichter Ausprägung der Manie, der Hypomanie, zu den Attributen, die psychische Gesundheit gemeinhin (mit-)konstituieren, so etwa: Lebensfreude, Tatendrang, Optimismus und gehobene Stimmung. Zum anderen sind Angst und Spontaneität elementar für psychische Entwicklungsprozesse, was insbesondere für die Angst immer wieder betont wurde. Exemplarisch werden im folgenden einige Konzeptionen vorgestellt, die psychische Gesundheit (auch) als regulativen Prozeß betrachten und hierbei Begriffe und Strukturen verwenden, die denen der Angst und Spontaneität analog sind.
Es konnte bisher gezeigt werden, daß Melancholie und Manie im wesentlichen auf Angst bzw. Spontaneität basieren, die sich verselbständigen und dadurch potenzieren. Dies läßt vermuten, daß Angst und Spontaneität bei psychischer Gesundheit »irgendwie« aufeinander bezogen sind. Einige Hinweise, die für diese Vermutung sprechen, lassen sich beispielsweise aus Hans Burkhardts Arbeit *Sichöffnen und Sichschließen* entnehmen.
Burkhardt geht es zentral um die »anthropologischen Wesensmerkmale ersten Ranges«, das »Sichöffnen und Sichschließen«[162] des Menschen. Um die Bedeutung dieser beiden Phänomene als dualer Grundstruktur des Lebens zu dokumentieren, beginnt Burkhardt seine Arbeit mit einem Zitat des berühmten holländischen Psychiaters Henricus Cornelius Rümke:

> Seit Jahren schon beschäftigt, nein fasziniert mich das Phänomen, daß der Mensch die Fähigkeit besitzt, sich zu öffnen und sich zu schließen.[163]

162 Burkhardt, 1971, S. 195.
163 Ebd., S. 195.

Burkhardt betont, daß Rümke bereits die wichtigsten Gedanken zu dieser Thematik skizziert habe, indem er bemerkt:

> Ein Unvermögen nach beiden Richtungen hin weist auf pathologische Störungen hin.[164]
> In der Phase, die man die manische nennt, ist in mehr oder weniger pathologischer Weise das sinnliche Leben weit geöffnet und die Aktionsbereitschaft in Korrespondenz dazu nach jeder Richtung hin gesteigert. Die zugehörige gehobene Stimmungslage ist unmittelbarer Ausdruck dessen, daß den Menschen alles froh stimmt, was ihm Öffnung gibt ... In der entgegengesetzten Phase, die man die depressive nennt, liegt alles sinnliche Leben in tiefem Schatten.[165]

Und:

> Er [der depressive Mensch] erlebt sich als schlecht, es überwältigt ihn das Bewußtsein, daß verschlossen und schlecht gleichbedeutend seien.[166]

Burkhardt resümiert:

> Im pathologischen Falle bleibt der Mensch über lange Zeiten (Wochen und Monate) in einer der beiden Phasen hängen. In den Fällen aber, die wir wahrscheinlich nicht nur als normal, sondern als unbedingt zugehörig zum Menschsein (im biologischen Sinn) ansprechen dürfen, wird der Mensch ständig von Schwankungen leichterer Art begleitet, die in der Regel als Tagesschwankungen auftreten, die wiederum die meisten Menschen zu überdecken und durch bestimmte Gewohnheiten zu paralysieren wissen.[167]

Und an anderer Stelle:

> Ein rhythmischer Wechsel von Öffnen und Schließen gehört zu den wesentlichen Kennzeichen dessen, was wir unter psychischer Gesundheit verstehen.[168]

In der bereits erwähnten Arbeit von Graumann (siehe Kapitelabschnitt 4.1) wird dieselbe Thematik aus einer anderen Perspektive betrachtet. Neben der

164 Ebd., S. 195.
165 Ebd., S. 198 f.
166 Ebd., S. 199.
167 Ebd., S. 199.
168 Ebd., S. 195.

Beschreibung und empirischen Überprüfung des sprunghaften Einfallserlebens geht es Graumann ebenso um eine theoretische Fundierung der Frage, wie Sprunghaftigkeit überhaupt entstehen kann.[169] In diesem Zusammenhang sieht Graumann seine Untersuchung grundsätzlich in eine Psychologie der Entfestigungsformen eingebettet, oder, noch weiter gefaßt, in eine Psychologie der seelischen Strukturveränderungen, zu der gewisse Vorarbeiten, wie bereits oben erwähnt, lediglich auf dem Gebiet der Psychopathologie geleistet wurden (von Binswanger, v. Gebsattel, Werner Janzarik u. a.). Graumann stellt dabei die Begriffe der seelischen Verfestigung bzw. Entfestigung zentral heraus. Dem Sprung geht also immer eine psychische Entfestigung, d. h. eine Lockerung, Lösung der vorher bestehenden Festigkeit und Gefügtheit als Bedingung der Möglichkeit von sprunghaftem Erleben, voraus.
Beide Begriffe sind nun nicht nur bedeutsam für die adäquate Beschreibung des Sprunges im Psychischen, sondern darüber hinaus dem Sichöffnen und Sichschließen von Burkhardt strukturell vergleichbar.
So sei eine konstitutionelle Dauerverfestigung kennzeichnend für Depression, während Entfestigungsprozesse (bis zur Manie) gleichbedeutend seien mit Lockerung, Lösung, Erleichterung, die im Extrem euphorisch erlebt würden. Die Volativität des Manischen sei ebenso als extreme, pathologische Entfestigungsform zu verstehen. Ähnlich wie Burkhardt setzt auch Graumann normalpsychologisch einen aufeinander verwiesenen Wechsel von Lockerheit und Festigkeit von psychischen Strukturen an:

> ... wohl aber müssen wir festhalten, daß, *wenn immer wir Festigkeit* oder Festsein *sagen und das Ganze* dessen *meinen*, in dem Verfestigung und Entfestigung möglich ist, wir *Lockerheit mitdenken* müssen ...[170]
> [denn] ... Festigkeit ... ohne Lockerheit erstarrte demnach; Lockerheit ohne Festigkeit drohte entsprechend sich ›aufzulösen‹. Hiermit ist trefflich veranschaulicht, was wir oben über das Mitmeinen von Lockerheit beim Begriffe des Festseins aussagten.[171]

Bemerkenswert bleibt, daß Burkhardt und Graumann, trotz der strukturellen Analogie ihrer Konzeptualisierungen, letztlich auf verschiedene Gegenstandsbereiche abzielen. Burkhardt bezieht sich insbesondere auf die Ebene der Sinne, Graumann auf die der Psyche im ganzen. Dieser Umstand weist

169 Ebd., S. 206.
170 Graumann, 1955, S. 171.
171 Ebd., S. 172.

womöglich darauf hin, daß die angesprochenen Phänomene von beiden nicht erschöpfend behandelt wurden. Bei Burkhardt bleibt allerdings unklar, wie von der sinnlichen Ebene auf die generative Ebene von Psychosen geschlossen werden kann.

Auch für Angst und Spontaneität gilt, daß deren Auseinanderlaufen zu einem einseitigen, sich verselbständigenden Extrem führt. Im Gegensatz dazu führt ein zunehmendes Ineinandergreifen zu einer »oszillierenden Homöostase« und einem stärkeren Zusammenspiel, d. h. vor allem zu einem sinnhaften Aufeinanderverwiesensein von Angst und Spontaneität. Dieses Aufeinanderverwiesensein ist, mehr oder weniger, bei psychischer Gesundheit gegeben.

Um das Zusammenspiel in einem ersten Schritt zu verdeutlichen, werden noch einmal Melancholie und Manie in einem charakteristischen Merkmal gegenübergestellt, um dann dessen Verweisungszusammenhang bei psychischer Gesundheit aufzuzeigen. Dieses Merkmal ist das für Melancholie und Manie jeweils konstitutive kognitive Grundmuster, wie es bereits oben erwähnt wurde. Das kognitive Muster innerhalb der Melancholie ist wesentlich durch ein leeres Reflektieren geprägt, das sich thematisch ständig im Kreis dreht, durch ein schwer quälendes Grübeln, das nicht von der Stelle kommt.

Dieses Grübeln als leeres Reflektieren hat weitgehend autistische Züge, d. h. es dreht sich thematisch, wenn überhaupt, nur um das Selbst. Man kann sogar so weit gehen und sagen, daß Melancholie ein Zustand von reiner Selbstreflexion ist, wobei »rein« hier gerade gleichbedeutend ist mit leer und sinnlos, da das Selbst eben durch sein Abgeschnittensein von der Welt leer bleibt. Versucht man das Denken in der Melancholie mit Defiziten bezeichnenden Kategorien zu erfassen, so fehlt es dem Betroffenen an der Möglichkeit zur Transzendenz und Produktivität. Dem melancholischen Menschen fällt buchstäblich nichts mehr ein. Das Gegenteil ist in der Manie der Fall. In diesem Fall ist der kognitive Modus durch den Denkvorgang »von einem Einfall zum nächsten« geprägt. Allerdings wird das Einfallende, wenn überhaupt, völlig unzureichend reflektiert. Gerade hier zeigt sich besonders ein elementares Defizit der Manie, das Nicht-Festhalten-Können. Der Betroffene ist nicht in der Lage, das jeweils Einfallende zu reflektieren, d. h. vor allem, wie oben gezeigt wurde, es an seine subjektive Konstitution rückzubinden und erst dadurch die eigentliche Bedeutsamkeit des Eingefallenen einzuschätzen.

Für das produktive und ungestörte Denken als Ausdruck von seelischer Gesundheit wird deutlich, daß Reflexion und Einfall, trotz oder besser gerade wegen ihrer gegensätzlichen Spannung, nicht ohne einander auskommen. Die Reflexion braucht das Einfallende als ihren Gegenstand, weil sie selbst nichts Neues schafft. Sie ist, wie bereits in Kapitelabschnitt 2.4 erwähnt, ein »Nachgewahren«. Einfälle dagegen müssen durch Reflexionen objektiv fixiert werden, um sie an Bestehendes anzubinden. Beide sind auf normalpsychologischer Ebene oszillatorisch miteinander verwoben. Dazu meint Gernot Böhme:

> Das jedenfalls steht fest: Man kann nichts denken, wenn einem nichts einfällt.[172]

Das Verwobensein gilt natürlich nicht nur auf kognitiver Ebene, sondern im ganzen. Es zeigt sich also das normalpsychologische Analogon zur Angst als das bereits erwähnte Innehalten-Können von etwas für etwas. Das Analogon zur reinen Spontaneität ist ein Sichlösen-Können für eine Lösung als ein Bestimmtes. Der Unterschied zur Angst besteht vor allem in der Intentionalität des Innehaltens, das sinnvoll und in dieser Qualität nicht als Bedrohung, sondern eher als eine Form der Anspannung und Konzentration erlebt wird. Das Ineinandergreifen von Innehalten von etwas für etwas und Sichlösen für den Sprung zur Lösung (bei psychischer Gesundheit gibt es eine gerichtete Entfestigung zum Sprung, bei Manie nicht) läßt sich exemplarisch am Beispiel des kreativen Prozesses, der als paradigmatischer Ausdruck seelischer Gesundheit verstanden werden kann, veranschaulichen.

Vereinfacht dargestellt, setzt dieser Prozeß formal mit einer mehr oder weniger reflektionsgesättigten, geistigen Anspannung an, die auf eine Lösung drängt, die aber noch nicht gewußt ist. Diese Anspannung ist ein Innehalten von etwas, das reflexiv »hin und her« bewegt wird. Die Auflösung dieser Anspannung geschieht durch Einfallendes als Lösung, d. h. daß die mentale Anspannung bereits mit einer Lösung verbunden ist, die nur aus einer bestimmten Richtung kommen kann. Der kreative Prozeß zeichnet sich dadurch aus, daß in ihm Einfall und Reflexion gewissermaßen zueinanderfinden.

Letztlich sind das Verwobensein und das Zusammenspiel von Innehalten und Sichlösen, weniger die relativ geringe Intensität eines psychischen Ab- oder Aufschwungs, wesentliches Kriterium von seelischer Gesundheit.

172 Böhme, 1994, S. 191.

Denn gerade schöpferische Leistungen, als aufschwunghaft erlebte Momente, haben häufig eine melancholische Nachschwankung zur Folge, wie überhaupt Schöpfertum häufig mit melancholischem Erleben einhergeht (siehe dazu Kapitelabschnitt 9.1), so daß dieses, in solchen Fällen, gerade Ausdruck von seelischer Gesundheit sein kann. Ebenfalls können »alltägliche« Depressionen neue Lebenswege initiieren. In diesem Zusammenhang läßt sich auch der eigentliche Unterschied zwischen Schwermut und reiner Melancholie aufzeigen. Schwermut wird häufig produktiv verarbeitet, reine Melancholie in der Regel nicht. Es ist anzunehmen, daß bei der Schwermut das Zusammenspiel noch erhalten bleibt, bei der reinen Melancholie dagegen weitgehend aufgehoben ist.

6 MELANCHOLIE UND MANIE

6.1 Grundstörung und Einheit von Melancholie und Manie

Angst und Spontaneität als polare Grundstruktur und die entsprechenden Zusammenhänge von Angst und Depression einerseits, Spontaneität und Manie andererseits, lassen sich nun in einen theoretischen Ansatz überführen, durch den die manisch-depressive Erkrankung in wesentlichen Aspekten neu erfaßt werden kann.

Melancholie läßt sich demnach durch zwei Grundphänomene kennzeichnen. Zum einen durch das Aufsteigen von reiner Angst und gleichursprünglich durch den fundamentalen Verlust der Spontaneität der Selbstveränderung (wie bereits in Kapitelabschnitt 4.2 skizziert).

Entscheidend ist es hier zu betonen, daß beide Phänomene zwar unmittelbar aufeinander verwiesen sind, letztlich aber einen eigenständigen Charakter haben. Spontaneitätsverlust muß nicht zwingend Angst bedeuten, sondern erhöht bei hinreichendem Maß die Wahrscheinlichkeit der Angstentstehung. Wie in normalpsychologischer Lage Angst und Spontaneität sich wechselseitig kompensieren (symmetrische Beziehung), so besteht die Wechselwirkung in der Melancholie (und umgekehrt die in der Manie) gerade in einer sich gegenseitig verstärkenden Dekompensation (antagonistische Beziehung). Die zunehmende Angst kann den Verlust der Spontaneität beschleunigen und umgekehrt.

Das genaue Gegenteil ist in der Manie der Fall. Die hier entstehende, sich aufschwingende Euphorie konstituiert sich aus der Spontaneität, die sich mit dem Verlust des Angst-haben-Könnens verselbständigt hat. Dieser Umwandlung der homöostatisch-symmetrischen Beziehung zwischen Angst und Spontaneität, die ursprünglich nur zu geringen Ausprägungen eines Ungleichgewichtes führt, in eine antagonistische kommt der Rang einer Grundstörung zu, aus der sich nicht nur die Symptome von Melancholie und Manie ableiten, sondern auch weitere offene Problemstellungen erhellen lassen. Hierbei gilt es eben, zentral zu berücksichtigen, daß Melancholie durch aufsteigende Angst *und* durch Spontaneitätsverlust gekennzeichnet ist wie

umgekehrt Manie durch aufsteigende Spontaneität *und* durch Angstverlust bzw. dem Verlust, Angst haben zu können. Gerade letzteres ist für die Manie bisher nicht explizit erwähnt worden. Lediglich Blankenburg greift diesen Punkt zumindest indirekt auf, wenn er betont, daß Maniker die Fähigkeit verloren hätten, Schuld zu empfinden,[173] was aufgrund des engen Zusammenhangs von Angst und Schuld plausibel erscheint (siehe Kapitelabschnitt 3.2).

Nicht nur der Verlust der Angst, sondern auch der Verlust, Angst haben zu können, wirkt sich massiv auf das Verhalten und Erleben aus. Der manische Patient spürt die Unmöglichkeit von Angst in seiner »Welt«, und diese subjektive Gewißheit der bestehenden und (vermeintlich) bleibenden Angstfreiheit schlägt sich unmittelbar in seinem Verhalten nieder (Verschuldung etc.). Für ein grundlegendes Verständnis der Manie ist dieser Aspekt demnach notwendigerweise einzubeziehen. Auch die Melancholie läßt sich viel besser verstehen, wenn nicht nur beide spezifischen Grundphänomene berücksichtigt werden, sondern auch ihre antagonistische Beziehung.

Vor dem Hintergrund einer so gefaßten Grundstörung löst sich auch die von Theunissen festgestellte Aporie zwischen emotionaler (und intentionaler) Entmächtigung einerseits und Bedrohungsgefühl andererseits in noch einmal gewandelter Form auf. Anknüpfend an das obige Zitat (vgl. S. 45), ist »die dahinschwindende absterbende Affektivität des vorwärtsdrängenden Lebens« analog dem Verlust der Spontaneität. Dies zeigt sich insbesondere in der Bedeutung der Spontaneität für Zeitigung und Zukunftsbezug. Während das Aufsteigen von Angst als Bedrohung der hier postulierten Grundstörung immanent ist, bedarf es zur Auflösung der Aporie bei Theunissen (siehe Kapitelabschnitt 3.3) einer Störung im Bereich der zweiten Zukunftsform, der Prospektivität. Diese breitet sich als pathologisch verzerrtes und damit bedrohliches Grauen vor der endlosen Wiederkehr des Gleichen in dem Maße aus, in dem sich die Störung im Bereich der Propulsivität und Protensivität, nämlich als Verlust der Spontaneität, ausweitet.

Daher stehen in dem Ansatz von Theunissen und dem hier dargelegten Entmächtigung und Bedrohungserleben in negativer Korrelation: Je größer das Bedrohungsgefühl für den melancholischen Menschen ist, desto weniger affektiv ist er (vgl. S. 45). Die genannte Aporie wird in beiden Konzepten, wenn auch mit verschiedenen Akzenten, aufgelöst. Auch die von Kraus

173 Blankenburg, 1967, S. 274.

bemerkte, bis heute bestehende Unklarheit, ob Melancholie eine Störung des Antriebs oder der Stimmung sei (vgl. S. 43), wird hier erfaßt. Die Melancholie ist notwendig und gleichursprünglich beides, sofern Übereinstimmung darin besteht, Propulsivität und Spontaneität dem Antrieb zuzuordnen und Angst bzw. Bedrohungserleben dem Aspekt der Verstimmung.

Eine weitere wichtige Konsequenz der hier postulierten Grundstörung der manisch-depressiven Erkrankung ist deren Einheit. Es kann an dieser Stelle nicht ausführlich auf die vielfältigen Bemühungen eingegangen werden, diese Einheit in Frage zu stellen. Vor jeder theoretischen Betrachtung könnte die ungleiche Häufigkeitsverteilung von Melancholie und Manie ein mögliches Kriterium sein. Dem läßt sich z. B. entgegnen, daß die Manie womöglich zu selten diagnostiziert wird.[174] Grundsätzlich reicht aber schon folgender schlichter Einwand aus, um eine strikte Trennung von (unipolarer) Depression und bipolarer affektiver Störung problematisch erscheinen zu lassen. Selbst wenn ein Betroffener über Jahre oder auch Jahrzehnte hinweg häufig nur einseitig unipolar erkrankt war, kann nicht ausgeschlossen werden, daß schließlich doch eine entsprechend entgegengesetzte Phase auftritt und vor diesem Hintergrund auch die Diagnose geändert werden muß. Solche Beispiele sind durchaus dem klinischen Alltag zu entnehmen. Entsprechend ist diese Unterscheidung letztlich nur aus klinisch-pragmatischen Erwägungen zu rechtfertigen. Darüber hinaus werden die »Gestalten« von Krankheitseinheiten insgesamt durch mindestens zwei weitere Tendenzen aufgeweicht:

> durch den Trend zu einer sich ständig verändernden Subtypisierung innerhalb von Psychiatrie und Psychopathologie – je weiter diese voranschreitet, desto größer wird die Gefahr nosologischer Verwirrung allein schon aufgrund der sich damit immer stärker aufdrängenden Frage, was (noch) Subtyp und was (schon) Komorbidität ist

und

> durch die rasant wachsende Bedeutung der biologischen Psychiatrie, die ebenfalls versucht, die klassischen psychopathologischen Phänomene überwiegend auf pharmakologischen Weg in einzelne Symptome zu zerlegen und damit den Boden für die aktuellen Diagnoseschemata bereitet, die ebenso nur noch die einzelnen Symptome auflisten und dabei bestehende

174 Hartmann, Oberdalhoff, 1976.

> (oder auch nicht bestehende) psychopathologisch ermittelte Zusammenhänge als irrelevant erscheinen lassen.

Mit diesen Tendenzen wird die These u. a. zur Einheit von Melancholie und Manie allerdings nicht widerlegt. Vielmehr verschwinden die Argumente, die für eine Einheit sprechen, lediglich aus dem wissenschaftlichen Blickfeld zugunsten einer anderen Perspektive. Es bleibt anzumerken, daß in den maßgebenden Arbeiten zur (philosophischen) Psychopathologie der Melancholie und Manie die Einheit dieser Erkrankung zugrunde gelegt worden ist.[175] Geht es doch in diesen Arbeiten immer auch um die Aufgabe,

> ... die kardinalen Symptome der Manie und der Melancholie als mögliche, ja als notwendige Äußerungsweisen eines in sich einheitlichen Modus menschlichen Daseins zu verstehen ...[176]

Als Versuch, einen solchen Modus der Einheit aufzuzeigen, versteht sich auch die hier entwickelte Beziehung zwischen Angst und Spontaneität. Um die heuristische Fruchtbarkeit dieser Beziehung weiter zu prüfen, soll diese noch einmal mit den melancholietheoretischen Arbeiten, die Viktor Emil v. Gebsattel und Hubertus Tellenbach verfaßt haben, in Beziehung gesetzt werden. Überdies wird auch analysiert, inwieweit die Beziehung mit den Ansätzen von Tellenbach und Binswanger in relevanten Punkten vereinbar ist.
Zuerst wird der Versuch unternommen, aus v. Gebsattels Studien einen theoretischen Ansatz zur Manie zu extrapolieren. Trotz seiner expliziten Aufforderung zur Herausarbeitung des gemeinsamen Ursprunges von Melancholie und Manie hat v. Gebsattel selbst keinen eigenen Beitrag zur Manie geliefert.
Ausgangspunkt seiner Überlegungen ist der zentrale Begriff der Werdenshemmung. Es sei hier zumindest ansatzweise wiedergegeben, was v. Gebsattel mit Werden meint und vor allem auch »mitmeint«:

> Neuere Autoren, wie Heidegger oder Straus, scheinen darauf hinaus zu wollen, daß dieses die einzelnen Akte der Wahrnehmung oder der einzelnen Bewegungsvollzüge fundierende Grundverhältnis von Mensch und Welt mit dem Phänomen der Möglichkeit und des Könnens zu tun habe,

175 Zu nennen sind hier insbesondere die Arbeiten zur Melancholie und/oder Manie von Emil Kraepelin, Karl Jaspers, Viktor Emil v. Gebsattel, Kurt Schneider, Wolfgang Blankenburg, Alfred Kraus, Dieter Wyss, Heinz Häfner und mit Einschränkung auch Hubertus Tellenbach.

176 v. Gebsattel, 1954b, S. 44.

> die beide wieder nur von der Lehre des Werdens her zu verstehen sind. Existieren nämlich heißt existieren können, da sein – »da-sein-können« (Heidegger); »ich bin« kann nur sagen, wer in der Möglichkeit der Selbstveränderung und in der Bewegung des Werdens steht. »In-der-Welt« und »mit-der-Welt« existieren wir nur, soweit wir in einer Verfassung des Könnens uns befinden in bezug auf sie – soweit wir ein Inbegriff sind von Möglichkeiten, der Welt uns zu versichern, auf Teile von ihr zuzugehen, von anderen Teilen uns zu entfernen, von ebensolchen Teilen ergriffen und veranlaßt zu werden, kurz, soweit – auch unvollzogen – die Auseinandersetzung mit ihr in potentia fortbesteht. Erst durch diese Verfassung des Könnens besitzen wir im Ansatz eine weitverzweigte Verbindung mit dem Ganzen unserer Daseinswelt, das als Auswirkungs- und Erfüllungsgebiet möglicher Selbstveränderung und -wandlung in unsere Gegenwart hineinreicht und sie mitbestimmt.[177]

Für v. Gebsattel ist die Werdenshemmung gleichbedeutend mit dem Stillstand der unmittelbar gelebten Zeit, wodurch »der allgemeine, grundsätzliche Rapport zwischen Mensch und Welt aufgehoben ist«.[178] Hierbei übernimmt v. Gebsattel die Bestimmung der Zeitlichkeit von Scheler,[179] für den diese in dem Können besteht, seine Zustände zu ändern, und zwar durch spontane Selbstveränderung. Wendet man vor diesem Hintergrund die Werdenshemmung in Richtung Manie, so ist diese gleichzusetzen mit einem enthemmten Werden im Sinne einer exzessiven, ziel- und planlosen Spontaneität der Selbstveränderung, wie sie in Kapitelabschnitt 4.3 beschrieben worden ist. Auch Albert Zacher spricht innerhalb eines Versuches, aus v. Gebsattels Arbeiten ansatzweise ein Maniekonzept zu entwickeln, davon, daß

> ... der manisch Kranke ... nur noch Werden [ist]. Sein Werdelauf stagniert nicht, sondern rast dahin im ausschließlichen Ergreifen der Zukunft.[180]

Bernhard Pauleikhoff betont in diesem Zusammenhang das überschäumende Zeiterleben des Manikers.[181] Insgesamt erscheint es also durchaus möglich, über die Spontaneität der Selbstveränderung, v. Gebsattels melancholietheoretischen Arbeiten einen Ansatz zur Manie hinzuzufügen.

177 Ebd., S. 31 f.
178 Ebd., S. 33.
179 v. Gebsattel, 1954 e, S. 130.
180 Zacher, 1987, S. 255.
181 Pauleikhoff, 1986.

Im folgenden wird die Angst-Spontaneitätsstruktur auch auf Tellenbachs *Melancholie* angewendet. Durch den erstmals in der 4. Auflage (1983) erfolgten Exkurs in die Region der Manie läßt sich dieser Ansatz u. a. als Schablone für die Schnittstelle zwischen Melancholie und Manie bei Tellenbach einsetzen. Der Ausgangspunkt für diese Anwendung ist die Analogie zwischen Tellenbachs pathogenetischen Konstellationen der Remanenz und Inkludenz und der dualen Grundstruktur von reiner Angst. In Kapitel 3 dieser Arbeit wird Angst durch die Momente des Zurückbleibens und des Verschlossenwerdens bestimmt, die zusammen die fundamentale Abtrennung des Subjektes von der Um- und Mitwelt bewirken.
Beide Konstituenten entsprechen grundsätzlich jeweils der Remanenz und Inkludenz von Tellenbach. Inkludenz bedeutet:

> *Eingeschlossenwerden oder Sicheinschließen [hier verstanden als Räumlichungsmerkmal] des melancholischen Typus in Grenzen, die er schließlich nicht mehr auf den regelmäßigen Vollzug seiner Ordnungen hin übersteigen kann: diese durch das Phänomen Inkludenz gekennzeichnete Konstellation stellt sich uns als ein entscheidender pathogenetischer Aspekt der endogen-melancholischen Abwandlung dar.*[182]

Unter Remanenz versteht Tellenbach:

> ... ein Hinter-sich-selbst-zurückbleiben [als Abwandlung des Zeitigungsmodus] ... . *Remanenz* [ist] *eine die durchschnittliche extrapsychotische Verfassung des Typus melancholicus kennzeichnende Struktur, die, möglichen Abwandlungen des Situativen auf prämelancholische Situationen hin zugrunde liegend, die Erstreckung des Daseins verlangsamen und in die Nähe der Stagnation bringen kann.*[183]

Unterschiede ergeben sich insofern, als Inkludenz und Remanenz bei Tellenbach nur der Verfassung des »Typus melancholicus« implizit sind, während Zurückbleiben und Verschlossenwerden in der Angst-Spontaneitätsheuristik die Angst als solche konstituieren, unabhängig davon, unter welchen persönlichkeitsspezifischen Bedingungen sie entsteht.
Wenn also, entgegen den Annahmen von Tellenbach, die Melancholie auch jenseits des »Typus melancholicus« vorkommt, ist es gerechtfertigt, auch die

182 Tellenbach, 1983, S. 126.
183 Ebd., S. 136.

Phänomene, die von Tellenbach als Inkludenz und Remanenz bezeichnet wurden, universeller zu fassen. Gemeinsam ist beiden Konzepten der »Hiatus« zwischen Zurückbleiben und Verschlossenwerden einerseits und der melancholischen »Verzweiflung« (Tellenbach) bzw. der Melancholie als reiner Angst andererseits (siehe den Unterschied zwischen Angst und Langeweile in Kapitel 3, S. 35).

In seinem Geleitwort zum Werk von Tellenbach bewertet v. Gebsattel Inkludenz und Remanenz als Aspekte der basalen Werdenshemmung. Werden beide Aspekte als Ursprung für die Ausarbeitung einer Manietheorie genommen, so zeichnet sich das oben entwickelte Konzept der reinen Spontaneität als durchaus folgerichtiger manischer Gegensatz ab. Die »springende oder hüpfende Daseinsform«[184] bzw. das Springen als Wesen der Spontaneität impliziert genau die gegenteiligen Momente der Inkludenz und Remanenz; das Aufspringen als Sichöffnen und gleichursprünglich das Vorspringen auf etwas (als Überstieg). Darüber hinaus werden auch weitere Charakteristika der Manie durch den Begriff der Spontaneität erfaßt (Einfallsreichtum, Witz, Euphorie etc.). Die Angst-Spontaneitätsheuristik könnte demnach auch bei Tellenbach Möglichkeiten der Ergänzung in Richtung einer Manietheorie aufzeigen. Allerdings wurde eine Ergänzung von Tellenbach in der 4. Auflage selbst geleistet.

In den Mittelpunkt seiner Maniekonzeption stellt Tellenbach den Begriff der Transzendenz:

> Transzendieren ist Übersteigen. Dieses Übersteigen ist eine Grundverfassung des Daseins, die alle Verhaltensweisen erst ermöglicht.[185]

Hier deutet sich an, daß Spontaneität und Transzendenz grundsätzlich auf dasselbe abzielen, auf die unmittelbare Hinwendung zur Welt und die Fähigkeit dazu. Entsprechend kann, wenn überhaupt, nur ein unscharfes Kriterium beide Begriffe differenzieren, etwa ein solches, das Spontaneität eher als Überspringen und Transzendenz als »Überschwingen«[186] faßt. Tellenbach selbst spricht von der »Spontaneität des Transzendierens«[187] und weist letzterem die Unmöglichkeit der willentlichen Beeinflussung als ein Merkmal zu, das wesentlich auch für die Spontaneität gilt. Insgesamt ist Transzendenz,

184 Binswanger, 1960, S. 102.
185 Tellenbach, 1983, S. 194.
186 Ebd., S. 195.
187 Ebd., S. 202.

insbesondere in der Philosophie, der eher etablierte und mehr erschlossene Begriff, und doch erscheint Spontaneität nicht nur im Zusammenhang mit Melancholie und Manie der ungleich spezifischere zu sein. So bleibt z.B. unklar, was das Psychoseinduzierende an zuviel Transzendenz ist.
Zum Gegenstand der manisch-depressiven Erkrankung gelten ohne Zweifel die phänomenologischen Studien von Ludwig Binswanger als sehr bedeutende Arbeiten. In *Melancholie und Manie*[188] wird die bipolare Psychose in ihrer Gegensätzlichkeit als Einheit auf einen gemeinsamen Ursprung zurückgeführt. Grundlage für die Rückführung bildet Husserls Transzendentalphänomenologie (insbesondere die Phänomenologie des inneren Zeitbewußtseins) und ihre weitere Erschließung durch Wilhelm Szilasi. Für Binswanger hat die Transzendentalphänomenologie für die Psychiatrie denselben Wert wie die Biologie für die Medizin.
Entsprechend geht es Binswanger um »die letztmögliche Beantwortung wissenschaftlicher Fragen«.[189] Binswanger kommt dabei grundsätzlich zu ähnlichen Ergebnissen wie zuvor Minkowski, Straus und v. Gebsattel. Auch für ihn ist auf einer basalen Ebene die Zeitigung des Daseins gestört. In Anlehnung an die Phänomenologie des inneren Zeitbewußtseins zeigt Binswanger, wie der Aufbau der Zukunft, Vergangenheit und Gegenwart bei den Betroffenen verhindert wird. Konkret sind die Protentio, die Retentio und die Präsentio als Aufbaumomente, die Zukunft, Vergangenheit und Gegenwart normalerweise konstituieren, in ihrem einheitlichen Zusammenspiel gestört. So besteht das Versagen

> ... der *temporalen* Konstitution, in der *Manie* in der »Lockerung« des zeitlichen Aufbaus der primordialen oder Eigenwelt des ego, sich zeigend im völligen Zurücktreten, ja Verschwinden der transzendentalen retentiven und protentiven Momente und damit der habituellen Appräsentationen zugunsten reiner Aktualität, sowie in dem Versagen der Appräsentation im Aufbau des *alter* ego und damit im Aufbau einer gemeinsamen Welt, in der *Melancholie* hingegen in der »Lockerung« der Gefügeordnung des intentionalen Aufbaus der zeitlichen Objektivität schlechthin, sich zeigend in der Verflechtung retentionaler Momente mit protentionalen (melancholischer Selbstvorwurf) oder protentionalen mit retentionalen (melancholischer Wahn). Während also der Melancholische, populär ausgedrückt, in einer in-

188 Binswanger, 1960.
189 Ebd., S. 118.

> tentional gestörten Vergangenheit oder intentional gestörten Zukunft lebt und deswegen zu keiner Gegenwart kommt, lebt der Manische nur »für den Augenblick« existentiell ausgedrückt, in der Aufenthaltlosigkeit der *Verfallenheit*, des Überall und Nirgends ...[190]

In der Diskussion über die Bedeutung dieses Werkes lassen sich grob zwei Tendenzen unterschieden. Einerseits wird es als neuer Weg in der Grundlagenforschung der Psychiatrie gewürdigt, andererseits wird der Ertrag für die klinische Praxis, im Gegensatz zu Daseinsanalyse von Binswanger, als eher gering eingeschätzt.[191]
An dieser Stelle soll diese Studie denjenigen Arbeiten Tellenbachs und v. Gebsattels, die oben herangezogen wurden, in einem Punkt gegenübergestellt werden, der zur Lösung der Frage beitragen kann, ob Melancholie und Manie als qualitative Abwandlung oder eher als quantitative Abstufung des natürlichen Lebensganges eingeschätzt werden sollten, womit auch die Frage nach der Grundstörung berührt ist. Der Aspekt, an dem sich die Frage nach Qualität oder Quantität entzündet, betrifft die Bedeutung und das Verständnis der melancholiespezifischen Angst. Binswanger greift insbesondere auch die Angst in der Melancholie auf, um an ihr zu verdeutlichen, daß es sich bei Melancholie um ein »Naturexperiment« handele, das nichts mit dem normalen Seelenleben gemein habe. Hier setzt sich Binswanger klar von Tellenbach ab, der die melancholische Angst auch durch die existentialontologische Angstauffassung von Heidegger erfaßt sieht.[192] Zu Recht betont Binswanger, daß die melancholische Angst nicht, wie Heidegger sagt, zur eigentlichen Selbstigung führe, sondern durch lähmende Unproduktivität und Depersonalisation, also dem genauen Gegenteil, gekennzeichnet sei.[193] Deswegen ist es sinnvoll zu überprüfen, wie die Angst, im Sinne Heideggers, zum eigentlichen Selbst-sein-Können führt. Es läßt sich zeigen, daß die Fruchtbarkeit der Angst zuerst bei Kierkegaard und dann in der Folge auch bei Heidegger und Jaspers durch eine »Zuthat«[194] begründet ist, die beide unmittelbar mit Angst verknüpft sehen, nämlich durch den Sprung. Hierzu Kierkegaard:

190 Ebd., S. 115.
191 Dazu: Tellenbach, 1963, Kisker, 1961.
192 Ebenso lehnt Binswanger die Konzeptualisierung der melancholischen Angstformen als »Urängste des Daseins«, wie sie von Kurt Schneider (1950) beschrieben wurden, ab.
193 Binswanger, 1960, S. 58.
194 So Kierkegaard, zitiert aus: Kühnhold, 1975, S. 17.

> Doch das eigentliche ›Selbst‹ ist erst im qualitativen Sprung gesetzt.[195]

Fink-Eitel versteht, wie in Kapitelabschnitt 4.2 bereits beschrieben, in Anlehnung an Kierkegaard und Heidegger, den Begriff des Sprunges als »unverfügbares Selbstwerden«.

Vor dem Hintergrund der Angst-Spontaneitätsheuristik würde sich hier der Kreis wieder schließen. Für die Frage nach Qualität oder Quantität der melancholischen Abwandlung wäre folgendes gewonnen: Die melancholische Angst ist Angst wie sie von Kierkegaard und auch Heidegger gefaßt wird, aber ohne den Übergang zum Sprung und somit zu einer Situation ohne Angst. Dadurch ist dieser Angst wiederum ein Moment der Potenzierung gegeben, die sie abgründig werden lassen kann. In dieser Möglichkeit der massiven Steigerung ist auch, wie im melancholischen Wahn, eine zumindest qualitativ anmutende Abwandlung gegeben. Ob Angst in Melancholie aufgipfelt oder eigentliche Selbstigung ermöglicht, entscheidet letztlich die Rechtzeitigkeit des Sprunges, die Ausdruck eines Ineinandergreifens und Zusammenspiels von Angst und Spontaneität ist.

Von einer wirklich qualitativen Veränderung des natürlichen Seelenlebens kann dann im Grunde aber erst bei der Schizophrenie gesprochen werden. In diesem Sinne betont Schneider:

> ... die (typisch) cyclothyme Depression ist viel einfacher, harmonischer, natürlicher, »menschlicher« aufgebaut, als die Schizophrenien mit ihrer sichtlich regelloseren, eben »verrückten« Gestaltung.[196]

Burkhardt merkt dazu an:

> Diese Krankheit [die Schizophrenie] ist zugleich der exemplarische Fall für Störungen des Sichöffnens und Sichschließens. In der Vorgeschichte der Krankheit finden wir nicht ein krankhaft zu nennendes Verschlossensein, sondern ein gesteigertes, wehrlos machendes Geöffnetsein im Bereiche aller mitmenschlichen sinnlichen und physiognomischen Interaktionen. Die Grundlagen des leiblichen Sichselberfühlens sind hier oft von Kindheit an gefährdet. Die Wahrung und Abgrenzung des eigenen Selbst wird zu einem Problem, das ohne Brüche und »Verwerfungen« der mitmenschlichen Beziehungen schließlich nicht mehr gelöst werden kann. Ein allergisch gewordenes Selbst sucht sich sehr bald hinter den Vorkehrungen einer

195 Kierkegaard, 1992, S. 93.
196 Schneider, 1950, S. 194.

> verkrampften Verschlossenheit zu bergen, mit dem Ergebnis, daß es dadurch erst sich vollends lahmlegt. Darin unterscheidet diese Krankheit sich von den viel einfacheren krankhaften Vorgängen des Sichöffnens und Sichschließens in manischen und depressiven Phasen. Nach dem Abklingen der Phase findet der Mensch sich im wesentlichen wieder so vor, wie er vorher war. Wo hingegen die Bereiche des Sichselberfühlens und Sichselberfindens mitten in die Störungen des Öffnens und Schließens hineingezogen werden, geschieht etwas Unwiderrufliches.[197]

Ähnlich äußert sich auch Jaspers:

> Die Symptomenkomplexe der reinen Manie und Depression haben wegen des durchgehenden verständlichen Zusammenhangs der Einzelzüge für uns etwas außerordentlich »Natürliches«.[198]

Dagegen unterscheidet er:

> Der tiefgreifendste Unterschied im Seelenleben scheint der zu sein zwischen dem uns *einfühlbaren*, verständlichen und dem auf eigene Weise *unverständlichen*, im wahren Sinne verrückten, schizophrenen Seelenleben ...[199]

Auch v. Gebsattel setzt die Schizophrenie besonders ab:

> Die dissoziative Spaltung der Schizophrenen ist charakterisiert durch die weitgehende Vernichtung dessen, was CLAUDE die autoconduction nennt, also durch eine die Richtkraft und Selbstverwirklichung der Persönlichkeit aufhebende Dissoziation ihrer Strukturelemente, – eine Störung der Synthese solcherart, daß häufig die abgespaltenen Funktionen und Funktionsgruppen in ihrer Isolierung gegeneinander keine funktionelle Beziehung mehr zueinander erkennen lassen. Von dieser »dissoziativen Spaltung« ist die »funktionelle Spaltung« der Konfliktneurosen dadurch unterschieden, daß sie zwar eine Beeinträchtigung in der Sicherheit der Selbstverwirklichung darstellt, keineswegs aber deren Aufhebung, daß also die Selbstführung und Richtkraft der Persönlichkeit im Wesentlichen intakt bleibt.[200]

197 Burkhardt, 1971, S. 201.
198 Jaspers, 1973, S. 500.
199 Ebd., S. 483.
200 v. Gebsattel, 1954d, S. 115 f.

Anders dagegen Binswanger, der im übrigen betont, daß

> ... das Problem der Verschiedenheit von manisch-depressivem Irresein und Schizophrenie und ihren etwaigen Beziehungen zueinander immer noch ein, ja *das* Zentralproblem der klinischen Psychiatrie [ist].[201]

Für Binswanger sind die manisch-depressive Erkrankung und die Schizophrenie trotz aller Unterschiede gleichermaßen qualitative Abwandlungen (»Naturexperimente«)[202]:

> Melancholie und Manie mögen noch so sehr mit »psychologischen Vorgängen« verknüpft sein, an und für sich sind sie keine (lebens-)geschichtlichen und somit keine existentiellen Angelegenheiten, sondern Angelegenheiten blinder Bedrohung des Daseins von seiner Geworfenheit her. Das ist es, was Melancholie und Manie einander nahebringt und von der Schizophrenie prinzipiell unterscheidet, unbeschadet der Tatsache, daß auch bei der Schizophrenie solche elementaren Einbrüche mitbeteiligt sein können. Wenn sich manisch-depressives Irresein und Schizophrenie im übrigen so leicht und viel öfter, als wir es in der Regel wahrhaben wollen, »miteinander kombinieren«, so hat dies, wie jetzt leicht einzusehen ist, seinen Grund darin, daß beide »Psychosen« auf einer ganz verschiedenen Ebene liegen, genauer gesagt, in ganz verschiedenen Daseinsbereichen gründen, die Schizophrenie im Bereich der sich an der Gegenständlichkeit brechenden Konsequenz der Erfahrung und damit der Geschichtlichkeit, das manisch-depressive Irresein dagegen im Bereich der Geworfenheit.[203]

Was die Schwere der Störung der Durchführbarkeit des Lebensganges angeht, sieht er,

> ... daß sich [die] schizophrene und melancholische Erfahrungsweise in gewisser Hinsicht näher stehen als melancholische und manische; denn nur bei der letzteren bleibt die Problemlosigkeit der natürlichen Erfahrung nicht nur gewahrt, sondern wird sie auf die Spitze getrieben, während sie sowohl bei der melancholischen als bei der schizophrenen Erfahrungsweise, wenn auch auf verschiedene Art, höchst »problematisch« wird.[204]

201 Binswanger, 1960, S. 135.
202 Ebd., S. 57.
203 Ebd., S. 138.
204 Ebd., S. 137.

In Bezug auf das reine Ego, dem in den Studien von Binswanger eine zentrale Bedeutung zukommt, ist die Schizophrenie gewissermaßen sogar die »leichtere« Störung:

> ... die Funktion des reinen Ego [ist] in beiden Krankheitsformen eine verschiedene. In der Schizophrenie bewahrt es nicht nur weithin seine Funktion als Regulativ der Erfahrungstotalität, insofern es die Alternativen der Erfahrung miteinander zu versöhnen und nach Auswegen im Sinne verstiegener Idealbildung und energischer Deckungsversuche sucht – in welchem Suchen sich durchaus noch seine Macht, sein Am-Werke-sein zeigt –, während, wie wir gesehen haben, diese regulative Funktion von dem Einbruch aus der Geworfenheit gleichsam weggeschwemmt wird ...[205]

Ohne den heuristischen Wert dieser Gegenüberstellung anzuzweifeln, ist der Abstand von seelischer Gesundheit zur Schizophrenie ungleich weiter als zur manisch-depressiven Erkrankung. Diese ist entsprechend den vorangestellten Ausführungen, zumindest im Vergleich zur Schizophrenie, die natürlichere und damit nachvollziehbarere Erkrankung.
Ein wesentlicher Unterschied zwischen beiden Psychoseformen läßt sich womöglich so ausdrücken: Schizophrenie ist eine Erkrankung des immer schon entstandenen Ichs, des Ichs, das die ontogenetisch erworbene Integration der psychischen Strukturen, die zu einem konsistenten Ich-Bewußtsein führen, umfaßt, Melancholie und Manie sind dagegen Erkrankungen des entstehenden, sich immer wieder neu hervorzubringenden (oder eben auch nicht mehr hervorbringenden) Ichs, des Ichs, das sich in jedem Augenblick neu hervorzubringen vermag und sehr eindrucksvoll in dem Sartre Zitat in Kapitelabschnitt 4.1 (S. 63) beschrieben wird. Der Unterschied zwischen beiden Störungen läßt sich dann so bestimmen, daß bei Melancholie und Manie das entstandene Ich erhalten bleibt. Die Schizophrenie greift dagegen vermutlich an der erwähnten Integration an.[206] Da das immer wieder neu sich hervorbringende Ich die bereits entstandene Ich-Struktur zur Voraussetzung hat, ist bei der Schizophrenie auch die Funktion des Entstehens von Moment zu Moment mitbetroffen. Vermutlich aus diesem Grund geht die Schizophrenie häufig mit affektiven Störungen und solchen des Antriebs einher.

205 Ebd., S. 139.
206 Strobl, 1990, S. 1 f.

6.2 Exkurs I: Zur Spontaneität des Denkens bei Melancholie und Manie

Innerhalb der *Kritik der reinen Vernunft* hat Kant mit seiner Entdeckung der Spontaneität des Denkens einen wesentlichen Gegenstandsbereich der aktuellen kognitiven Psychologie, die Schematheorie, vorweggenommen[207] und dabei wichtige Ergebnisse zumindest skizziert, die auch auf die bisher behandelten psychopathologischen Betrachtungen angewendet werden können.
Kant hat als erster aufgezeigt, daß der menschliche Intellekt kein passiver Behälter von Ideen sei, die dorthin entweder auf natürlichem oder übernatürlichem Weg gelangt seien. Vielmehr liege dem Verstand ein aktives, schöpferisches Prinzip zugrunde. Der Verstand sei dank der produktiven Einbildungskraft selbst spontan, d. h. er schaffe sich elementar, außerhalb der Kontrolle durch das Bewußtsein, seine Begriffe.

> So fern die Einbildungskraft nun Spontaneität ist, nenne ich sie auch bisweilen die produktive Einbildungskraft ...[208]

Die Spontaneität des Denkens bestehe im wesentlichen darin, das Mannigfaltige zu einer Einheit zu synthetisieren.[209] Das Mannigfaltige seien hier die verschiedenen Sinneseindrücke, die nun, und das sei die genuine Leistung des Verstandes, spontan in einem Begriff zu einer Ganzheit kommen. Innerhalb seiner transzendentalen Erkenntnistheorie nennt Kant diesen Prozeß Schematismus.[210] Schemata sind gewissermaßen die Kupplungsstücke zwischen den Ordnungsfaktoren des Denkens – Kants Kategorien – und der sinnlichen Wahrnehmung.
Während das starr und statisch anmutende Kategoriensystem heute eher fragwürdig erscheint, gilt Kants Begriff des Schemas dagegen als »... ebenso geniale wie noch heute gültige Vorwegnahme neuerer Schema-Ansätze ...«[211], die sich in den letzten Jahrzehnten in Psychologie und Philosophie enorm weiterentwickelt haben.
Der Begriff des Schemas wird heute weiter gefaßt und nur unscharf von ähnlichen Konzepten wie Prototypen, Kategorien, Scripts, Stereotypien etc.

207 Dazu: Lenk, 1994, S. 80 f.; Leiber, 1996, S. 1–41.
208 Kant, 2002, S. 192.
209 Ebd., S. 174 f.
210 Ebd., S. 213 ff.
211 Lenk, 1994, S. 82.

abgegrenzt. Als Oberbegriff spricht Hans Lenk von privaten Minitheorien, die für ihn die Funktion haben, größere Informationsmengen (die Mannigfaltigkeit) leichter zu Einheiten zu verarbeiten. Hierdurch werden kognitive Prozesse wie Verstehen und Erinnerung, aber auch Handlung effizienter und ökonomischer gestaltet. Ebenso bestehen strukturelle Ähnlichkeiten zwischen dem Schema auf der Ebene des Denkens und dem Begriff der Gestalt auf der Ebene der Wahrnehmung. Gestalten werden nach dem sogenannten Prägnanzprinzip generiert und verändert, so daß

> ... möglichst *einfache, einheitliche* (nach Material und Form möglichst *glatte, ungebrochene, organische*), möglichst *dichte* (geballte), *geschlossene, ...,* endlich möglichst »*vollständige*« und *untereinander ... gleichartige* Ganzgebilde entstehen.[212]

Aufgrund dieser strukturellen Verwandtschaft betont Irvin Rock auch die Ähnlichkeit von Wahrnehmen und Denken.[213] Schemata und Gestalten bilden sich spontan, und es ist das Verdienst von Kant, diese spontane Bildung zumindest für den Bereich der Schemata zuallererst gezeigt zu haben.
Die genannten Zusammenhänge lassen sich nun direkt auf psychopathologischer Ebene anwenden. Aus der klinischen Forschung ist bekannt, daß depressive Patienten unter verlangsamten Denken, unter Gedächtnis- und Konzentrationsstörungen leiden. Umgekehrt weiß man aus der Erforschung von euphorischen, hypomanischen Patienten, daß bei ihnen das Denken springt, rast und ideenflüchtig ist. Bei den Betroffenen jagt ein Gedanke den anderen. Sie haben eine Vielzahl von Einfällen und Gedanken in kürzester Zeit, sind von Wissensoptimismus und subjektiven Evidenzen durchdrungen. Da nun Schemata eine besondere Bedeutung für Gedächtnisfunktionen, aber auch für die Enkodierung von neuen Informationen und damit insgesamt für effizientes Denken haben, liegt die Vermutung nahe, daß reduziertes und verlangsamtes Denken in der Depression auf die Beeinträchtigung von schematischer Informationsverarbeitung zurückgeführt werden kann. Umgekehrt konnte, zumindest für den Bereich der gehobenen Stimmung, empirisch gezeigt werden, daß verstärkte schematische Informationsverarbeitung positiv mit kreativen Einfällen korreliert.[214] Beide kognitiven Modi sind dann vermutlich auch bei Hypomanie und Manie noch verstärkt.

212 Metzger, 1975, S. 109.
213 Rock, 1985, S. 198.
214 Bless, 1997, S. 13.

Eine weitere Bestätigung erfährt diese Hypothese durch die von Kant aufgezeigte Beziehung von Schematismus und Zeit. Grundsätzlich unterscheidet Kant zwei apriorische, aller Erfahrung vorausliegende Formen der Sinnlichkeit. Der Raum als äußerer Sinn und die Zeit als innerer Sinn. Arsenij Gulyga faßt das Verhältnis beider Sinnlichkeitsformen wie folgt zusammen:

> Der Raum systematisiert die äußeren Empfindungen, die Zeit die inneren.[215]

Wichtig ist hierbei, daß dem Schema die Zeit zugrunde liegt, d.h. daß die produktive Einbildungskraft in einer Zeit(reihe) Schemata konstruiert.[216]
Wenn aber, wie in der Melancholie, die gelebte Zeit in Richtung eines Zeitstillstands massiv gestört ist, dann ist auch die Bildung und Aktivierung von Schemata schwer beeinträchtigt.[217] Auf der anderen Seite begünstigt eine verstärkte schematische Informationsverarbeitung wiederum kreative Prozesse. Hier zeigt sich entsprechend das elementare Verflochtensein der Spontaneität der Selbstveränderung mit dem Denken und der Zeitigung.
Zwischen Kant und der phänomenologischen Psychopathologie besteht grundsätzlich auch eine Übereinstimmung in der Einschätzung der Zeit.[218]
Beide weisen auf die im Gegensatz zum Raum elementarere Bedeutung der Zeit für die menschliche Existenz hin. Die Räumlichung konstituiert »nur« das Verhältnis des Individuums zur äußeren Welt, die Zeitigung dagegen das Verhältnis des Individuums zur inneren Welt, d.h. dasjenige des Individuums zu sich selbst. Sofern der Mensch mit seinem Wissen um seine Endlichkeit als zeitliches und mit seinem Freiheitspotential als sich zeitigendes Wesen bestimmt wird, kann vom Vorrang der Zeit gesprochen werden. Diese Tatsache spiegelt sich auch etwa in den unterschiedlichen Dimensionen des Leids zwischen Melancholie und den phobischen Erkrankungen. Während letztere im eigentlichen Sinn lokalen Charakter haben und sich der Betroffene entsprechend entlasten kann, wenn er die bedrohliche räumliche Situation verläßt, sind erstere von universeller Qualität. Melancholie und Manie betreffen das Individuum in seinem personalen Kern.
Es sei noch ein gedankliches Experiment eingefügt, das für den Raum, zumindest aus psychopathologischer Sicht, eine neue Perspektive zuläßt. In

215 Gulyga, 1985, S. 124.
216 Kant, 2002, S. 220.
217 Diese Beeinträchtigung wird besonders deutlich durch den Satz »Der Lampenschirm ist ein tolles Ding – zwei Fetzen übereinander – etwas Sinnloses«, den wir bei v. Geldsattel als Selbstschilderung seiner Patientin nachlesen können (v. Gebsattel, 1954b, S. 25).
218 Kant, 2002, S. 98, Passie, 1995, S. 202.

Kapitelabschnitt 2.5 ist erwähnt worden, daß sich räumlich ausgerichtete Phobien nicht auf den Raum in seiner Totalität richten, sondern immer auf bestimmte Raumqualitäten. Bei einer Agoraphobie ist die Weite phobisch besetzt, nicht aber die Enge, dagegen bei einer Klaustrophobie die Enge, nicht aber die Weite und bei der Höhenangst eben die Höhe, nicht aber Weite und Enge. Die Phobie, wie sie v. Gebsattel in Kapitelabschnitt 2.3 beschreibt, legt nahe, daß auch die Fülle als spezifische Raumqualität phobisch erlebt werden kann. Auch die Formen von sozialen Phobien, die sich im wesentlichen auf Menschenansammlungen beziehen, deuten auf die Fülle als Raumqualität hin. Phobien richten sich also immer auf eine bestimmte Raumqualität oder auf eine bestimmte Gegenständlichkeit, die der Raum aus sich entläßt, nie aber auf den Raum in seiner Ganzheit. Dem Phobiker bleibt immer die Möglichkeit, seinen phobisch besetzten Raum zu umgehen oder aus diesem zu fliehen, wodurch auch die akute phobische Attacke abklingt. Der Bezug der Phobie zum Raum ist also relativ. Da sich demgegenüber die Zeit nicht in weitere erlebbare Dimensionen aufgliedern läßt, ist dagegen der Bezug der Melancholie zur Zeit absolut. Dem Melancholiker ist es im Gegensatz zum Phobiker nicht möglich, in eine andere Zeitqualität zu fliehen und damit der Melancholie zu entkommen.

An dieser Stelle sei nun ein Versuch unternommen, auch einmal hypothetisch den absoluten Verlust der Räumlichung zu denken. Der absolute Verlust der Räumlichung würde gleichermaßen alle Raumqualitäten zu einem Zeitpunkt umfassen und ließe dann auch dem Phobiker kein Entkommen mehr. Dieser Zustand wäre die absolute Phobie, und nur diese absolute Phobie wäre in ihrem totalen Bezug auf den Raum vergleichbar mit der Melancholie, die sich eben auf die Zeit an sich bezieht. Es kann an dieser Stelle nur spekuliert werden, welche psychopathologischen Auswirkungen mit einer solchen Phobie verbunden wären. Vermutlich wäre dieser Zustand kaum von einer ausgeprägten Melancholie zu unterscheiden. Ganz unabhängig von empirischen Gegebenheiten lassen sich also primär raumbezogene psychopathologische Phänomene denken, die womöglich gar gravierendere Konsequenzen als diejenigen haben, die sich auf die Zeit beziehen. Aus (theoretisch-)psychopathologischer Sicht kann demnach nicht ohne weiteres von einem Vorrang der Zeit vor dem Raum gesprochen werden.

7 ZWANG

7.1 Zwang und Schulderleben

Als zentrale Symptome der Melancholie nehmen Schuld und Zwang eine Sonderstellung ein. Im Unterschied zu den typischen Symptomen, deren Gemeinsamkeit ein Schwinden, eine »-losigkeit« ist, sind Schuld und Zwang auf eine eigenartige Produktivität der Melancholie zurückzuführen. Sie sind damit auch nicht aus der hier aufgezeigten Grundstörung direkt ableitbar, lassen sich aber gerade vor deren Hintergrund als sinnvolle Phänomene verstehen.

Um diese Produktivität der Melancholie näher zu erfassen, wird zunächst die Melancholie eingehend unter dem Blickwinkel der Intentionalität bzw. des Intentionalitätsverlustes[219] betrachtet. Zur Veranschaulichung dieses Intentionalitätsverlustes werden insbesondere Selbstzeugnisse und deren Analysen aus den maßgebenden Arbeiten von Viktor Emil v. Gebsattel ausführlich einbezogen. Erst anschließend kann der Sinn der melancholischen Produktivität in Gestalt des Zwangs- und Schulderlebens verdeutlicht werden.

Was kennzeichnet die Intentionalität der Melancholie?[220] Hier ist zunächst die Perspektive entscheidend. So ist die Intentionalität auf der Ebene der Wahrnehmung im wesentlichen unbeeinträchtigt, dagegen von der Transzendenz her, als pathische Intentionalität, zusammengebrochen. Genau diese Aspekte wurden in einer eindrucksvollen Selbstschilderung erläutert.[221]

Entscheidende Hinweise zur unterbrochenen Intentionalität in der Melancholie lassen sich bei v. Gebsattel entnehmen. In seiner Untersuchung *Zur Frage der Depersonalisation* weist er u. a. auf die zentrale Bedeutung der

219 (Basales) Abgetrenntsein im oben beschriebenen Sinn und pathischer Intentionalitätsverlust sind hier gleichbedeutend, stellen aber akzentuiert unterschiedliche Perspektiven dar.

220 Mundt (1984, S. 582) hat den Begriff der Intentionalität auf Schizophrenie angewendet und auch von Intentionalitätsinstabilität gesprochen. In unserem Zusammenhang würde dies bedeuten, daß die Intentionalität der Schizophrenie nicht erst auf transzendenter, sondern schon auf transzendentaler Ebene gestört ist.

221 Schwering, 1995, S. 254–256.

existentiellen Leere in der Melancholie hin. Hierbei bezieht er sich auf die Aufzeichnungen von Betroffenen. Die von ihm zitierte Patientin Br. L. drückt diese Leere so aus:

> Die Welt ist nicht da, da ist nur die Leere, sonst nichts.[222]

Diese Angabe wird sofort wieder eingeschränkt:

> »Ich weiß natürlich, daß die Welt da ist, aber sie zeigt sich nicht.«[223]

Oder sie sagt:

> Ich weiß natürlich, daß die Welt da ist, aber für mich ist sie nur ein Hohlraum, ein Vakuum.[224]

Dieses Vakuum wird noch konkreter erfaßt, etwa in der anschließenden Aussage:

> Plötzlich finde ich mich im Wald und weiß nicht, wieso. Der Wald, der Weg, der Himmel, die ganze Welt – wo waren sie? Sie waren einfach nicht da. Ich ging, ich lief, ich raste – *ohne Verbindung mit dem Ganzen* – und wenn ich dann zu mir komme und den Wald bemerke, ist der Wald eigentlich noch nicht da – er ist nichts, er ist Luft.[225]

Die spezielle Qualität der Leere kommt aber erst in dieser Aussage zum Vorschein:

> Schrecklich tot ist die Beziehung zu meinem Mann und meinen Kindern – darum habe ich so furchtbare Angst vor dem Zusammensein mit ihnen, Angst, sie könnten es merken. Dieses entsetzliche Gefühl des Nichtreagieren-könnens. *Man rennt mit dem Kopf gegen eine Wand, um die Beziehung herzustellen, aber es geht nicht.* Der Besuch der Meinen, das ist ein Nachtspuk, schemenhaft, die Kinder so blaß – so wunschlos von meiner Seite. *Die Leere füllt den Zwischenraum zwischen mir und meinem Mann, so daß ich nicht hinüberkomme; statt zu leiten, hält der Zwischenraum mich ab.* Von der ganzen Welt bin ich so abgehalten, sogar von meinem Bett: nicht einmal zu meinem Bett kann ich hinkommen. Ich liege drinnen und doch nicht drinnen, – oft ist mir, als schwebte ich in ihm. Es ist auch nicht da, die

222 v. Gebsattel, 1954 b, S. 30.
223 Ebd., S. 30.
224 Ebd., S. 30.
225 Ebd., S. 30 (kursive Hervorhebung durch den Autor).

> ganze Welt ist nicht da, die Menschen, die liebsten, sind nicht da – nur Leere ist da – unendlich.[226]

Hier zeigt sich abermals deutlich, daß die Leere unmittelbar mit Abgetrenntsein von der Welt oder eben einem Intentionalitätsverlust verknüpft ist. Auch v. Gebsattel betont diesen Zusammenhang mehrfach, wenn er z. B. von der »Störung der ganz allgemeinen Lebensverbindung von Mensch und Welt«[227] spricht oder im Fall der Genesung der Patientin folgendes festhält:

> Die Wiederherstellung der Verbindung mit der Welt und sich selber ging in Stufen vor sich und machte den Eindruck eines in sich folgerichtigen Prozesses. Teile dessen, was verlorengegangen war, tauchten auf und verschwanden wieder. Langsam konnte man so die Kranke aus völliger Verlorenheit in der existentiellen Leere, aus der peinigensten Selbst- und Weltentfremdung herausgehen und die Richtung einschlagen sehen auf alles, was »Fülle«, »Inhalt«, »Dasein« und »Wirklichkeitsverbundenheit« genannt werden muß.[228]

Es ließen sich noch weitere Belege für den unmittelbaren Zusammenhang von Leere und Abgetrenntsein in der Melancholie anführen. In diesem Zusammenhang sei noch einmal auf die Beziehung von Angst und Leere hingewiesen, die auch v. Gebsattel betont:

> Bedenken wir zum Beispiel, daß die Angst zum Nichts in einer Wesensbeziehung steht (HEIDEGGER), daß andererseits die Leere nur eine besondere Gestalt des Nicht-wirklich-daseins und somit des Nichts darstellt, so kündigen sich Zusammenhänge an zwischen den Angstzuständen der Depressiven und der Leereform des Daseins, die, unbeschadet aller physiologischen und psychologischen Theorien der Angst, geeignet sind, den Sinn der depressiven Angst zu verdeutlichen.[229]

Aus dem bisher Gesagten folgt, daß die Intentionalität sich in der Melancholie, durch die angstassoziierten Aspekte der Leere und des Abgetrenntseins von der Welt, nur als Negativum ausdrücken läßt.

Wie ist dieser Zusammenbruch der Intentionalität, diese Entkoppelung von Welt und Mensch möglich? Was ist die Bedingung der Möglichkeit des

226 Ebd., S. 24 f. (kursive Hervorhebung durch den Autor).
227 Ebd., S. 33.
228 Ebd., S. 22.
229 Ebd., S. 46.

Abgetrenntseins von der Welt in der Welt? Auch hier liefert v. Gebsattel mit dem Zitat der Beschreibung der Daseinswelt von Guardini einen wichtigen Anknüpfungspunkt:

> Die Welt, in der ich vorkomme, die durch mich gesehen und erlebt wird, die meine Existenz bedeutet und die durch meine Existenz gedeutet wird – meine Daseinswelt, die gibt es ohne mich nicht, und es gibt sie nur in dem Maß der Intensität, mit der ich bin und lebe.[230]

Was geschieht mit dieser Daseinswelt in der Melancholie? Insbesondere v. Gebsattels Studien einschließlich der Selbstschilderungen der Patienten legen den Schluß nahe, daß die Daseinswelt durch die Melancholie nicht in irgendeiner Weise abgewandelt wird, sondern sich radikal auflöst, zu Nichts und Leere wird. Was bleibt, ist das quasi zu Punktform implodierte Dasein an sich, dem unverbunden eine gewissermaßen auf das Physikalische reduzierte Welt gegenübersteht.[231] Zwischen Dasein und Welt ist der Abgrund des Nichts und der Leere, in dem Existieren und Transzendenz kaum mehr möglich sind. Jede Regung des Daseins fällt in sich zurück. Das Verhältnis des Melancholischen zur Welt ist basales Abgetrenntsein. Die ursprüngliche Weltverbundenheit und damit die Intentionalität auf transzendenter Ebene ist aufgehoben.

Was läßt sich über die Welt sagen, die gewissermaßen übrig bleibt, wenn die Daseinswelt sich aufgelöst hat, und die nun den melancholisch gewordenen Menschen umgibt? Wie läßt sich eine Welt begreifen, die zugleich ist und doch irgendwie nicht ist?

Offensichtlich ist diese Welt, analog zur melancholischen Daseinsverfassung, durch Erstarrung und Fragmentarisierung gekennzeichnet. Es ist eine stillstehende und auseinandergebrochene Welt, in der sich »Beziehung und Gestalt« – so lautet ja auch treffend ein Titel von Wyss –, die eben beide aufeinander angewiesen sind, aufgelöst haben. Gerade die Auflösung kommt in folgenden Bemerkungen, die v. Gebsattels Patientin äußerte, zum Ausdruck:

> Noch habe ich nicht das Ganze, sondern lauter Einzelheiten, es ist eine mühselige Mosaikarbeit.[232]

230 Zitiert aus: v. Gebsattel, 1954 b, S. 30.
231 Dazu ebenfalls: Schwering, 1995.
232 v. Gebsattel, 1954 b, S. 30.

Oder auch:

> Die Entdeckungen gehen weiter, aber ich scheitere noch immer – ich leide an der Unvollkommenheit der Beziehungen, an der Unmöglichkeit, aus dem Einzelnen die Gesamtheit, das Ganze, erstehen zu lassen. Ich weiß um das Ganze, aber es zeigt sich nicht – es ist da, aber nicht für mich, und darum ist noch ein entrinnendes Etwas in jedem Ding.[233]

Und:

> Ich sehe nicht, was vor meinen Augen passiert. Die Gesichter der Menschen sehe ich nicht plastisch – das ist eine Störung des geistigen Sehens – sie sind mir fremd, sie sind so flach wie Pfannenkuchen, genau so flach wie die Bretter an der Wand, auf denen die Gläser stehen, die müßten eigentlich herunterfallen, sie halten sich so merkwürdig in der Luft. Die Bretter sind nur Striche, ebenso das Bett, wenn ich darauf hinsehe – es hat keine Länge und keine Tiefe – Fußende und Kopfende fallen zusammen – das ist die Projektion meiner inneren Leere in die Dinge hinein. Der Lampenschirm ist ein tolles Ding – zwei Fetzen übereinander – etwas Sinnloses. Die Menschen, obwohl ich sie noch erfasse, noch meine Menschenkenntnis behalten habe, sind doch wie Luft, die ein- und ausgeht, – gespentisch – phantomhaft. Ich habe zu niemanden Kontakt, ich führe ein Scheindasein.[234]

Den Rang einer »phänomenologischen, d. h. Wesensanalyse«[235] besitzt die Selbstschilderung der Patientin M. B. K. von Tellenbach, die auch Binswanger besonders hervorhebt und in seinen Studien zitiert hat. In dieser Schilderung werden die wesentlichen Aspekte der Melancholie, Angst, Spontaneitäts- und Intentionalitätsverlust, Erstarrung und Fragmentierung, Leere und Abgetrenntsein, besonders eindrucksvoll dargestellt und daher hier vollständig aus der 4. Auflage von Tellenbachs »Melancholie« wiedergegeben:

> Man hat alle Zusammenhänge verloren. Man ist oder fühlt sich wie ein einzelner kleiner Stein, verloren in endloses Grau zerfließender Landschaft. Das Gefühl der Kleinheit und Unsicherheit und Verlorenheit kann so groß werden, daß man etwas wie ein Weltraumgefühl hat, in dem man selbst ein preisgegebener Punkt ist, wie ein letztes dürres umhergetriebenes Blatt in

233 Ebd., S. 30.
234 Ebd., S. 25.
235 Tellenbach, 1983, S. 208.

einer herbstlich erstorbenen Welt. Wird man gesund, so bleibt aus diesem Erlebnis des Isoliertseins das Bewußtsein, wie wenig wir aus uns selbst zu leben vermögen, wie sehr wir auf Zusammenhänge angewiesen sind. Dies gilt für die kleinsten Dinge unserer Umgebung wie für die Menschen, denen wir verbunden sind, es gilt für die Natur und es gilt vor allem auch für Gott. Mir scheint es undenkbar, daß man durch eine Depression hindurchgehen könnte, ohne eine Gewißheit Gottes übrig zu behalten und eine neue Dankbarkeit dafür, daß wir in ein Gewirke versponnen sind, das uns trägt ... Die Einsamkeit des Deprimierten ist anders als jede Einsamkeit oder Verlassenheit, die man sonst erleben kann. Man ist nicht allein in einem Haus, in einer Stadt oder einem Land. Denn das Haus ist wie auseinandergezogen, es bedeutet keinen Schutz mehr; die Stadt ist keine vertraute Stätte, das Land keine Heimat mehr, der gestirnte Himmel ist erfroren ... Nun aber ist man kein Mensch aus Fleisch und Blut, mit Herz, Kraft und Gemüt die Einsamkeit zu tragen – man ist ein Stein. Ein leidender, ein denkender Stein; so etwas gibt es. Man hat sich sozusagen zum Stein zurückentwickelt. Ich habe manchmal gedacht, jetzt weiß ich, wie es ist, ein Stein zu sein. Es ist nur zu verständlich, daß sich dieses Steinchen im erkalteten Weltall, dieser abgründig verängstigte und verzweifelte Mensch mit der unsäglichsten, flehentlichsten Mühe anzuklammern sucht, einen Halt sucht, bei allem, was er nur irgend erwischen kann (Mensch, Tier und Ding) ... Daß man dies aber kann als Kranker: sich anklammern, sogar mit einer gewissen Beharrlichkeit und Rücksichtslosigkeit an eine Welt, die eigentlich zerflossen ist, das liegt daran, daß man im wahrsten Sinne des Wortes ein Doppelleben führt. Dies ergibt erst *die ganze* Situation: Es ist zugleich – aber *nur* für den Intellekt greifbar – alles da und am rechten Ort. Es ist unbeschreiblich anstrengend, aus einem »Raum« in den anderen zu gehen, z. B. in allen frühen Morgenstunden sinn- und haltlos ein Punkt im Weltall zu sein, in unendliche Fernen verloren oder in die Hölle der Selbstbeschuldigungen – und dann aufzustehen, um auf dem Wochenmarkt Wirsing zu kaufen. Vor allem die Augen tun da nicht mit. Man muß sie von gar zu weit herholen. Wer sich mitten auf dem Meer befindet und drei Stunden lang nur den Horizont betrachtet, schaut dann mit einem Ruck auf seine Taschenuhr, dessen Augen haben doch nur noch mechanisch und äußerlich getan, was hier mit inneren *und* äußeren Augen getan wird ... Ich kann mir vorstellen, wie es ist, wenn man es vielleicht eines Tages nicht mehr leisten kann, seine Augen noch auf das Nahe umzustellen. Denn das Natürliche für den Kranken ist die Weitsicht. Um

richtig zu sehen, muß man etwas leisten, und auch um zuzuhören, muß man etwas leisten. Kann man dies nicht mehr, so muß sich der Vordergrund einfach auflösen und man kann sich, will man sich in ihm bewegen, nicht anders mehr verhalten als ein Erblindeter ... Kinder, kleine Kinder sehen genau das Gegenteil, nämlich nur den Vordergrund. Das Weltbild des Kranken besteht aus namenlosen Hintergründen ... Mein Gesundwerden, das war für mich gleichbedeutend mit einem wieder-sehend-werden. Es gab Übergangsbilder. So erinnere ich mich an den Eindruck, den anfangs der kleine dörfliche Kirchplatz in Sch. auf mich machte, mit Brunnen, Häusern, Kirche. Er war nicht mehr weit weg entrückt, aber er hatte noch etwas Kulissenhaftes, etwas von einer Theaterdekoration, hinter der eigentlich nichts ist. Zugleich war das Ganze wie nicht von hier ... In einem gewissen Sinne kann man ja solch eine Krankheit auch als Experiment auffassen. Was bleibt übrig vom Menschen, wenn man die Kontaktfähigkeit von ihm nimmt, die intuitiven Kräfte, die Fähigkeit, Liebe auszustrahlen und aufzunehmen? Es bleibt das bißchen Intellekt ... Nichts weiter ist er noch als ein ausgetrocknetes Bachbett, ein Geleise, auf dem nichts mehr fährt. Er ist an sich ein armes, dürres Kraut. Und dieser arme Gesell geht nun daran, Methoden zu suchen zum Ersatz, ein System zum Leben, anstelle des echten Lebens. Bis zu einem gewissen sehr bescheidenen Grad gelingt das auch. Man spielt nach allerlei Regeln und aus dem Gedächtnis als Rolle, was man doch nicht mehr erfüllen kann ... Man hat nichts mehr in sich, das das eigene Gewicht trüge. Selbst die Beine waren schwer und so, als ob sie einen eigenen Willen hätten ... Es fiel mir selbst auf, als ich zum erstenmal wieder eine Treppe herunterging, wie das ein Gesunder tut, mit jenem Heben oder Halten des eigenen Gewichtes. Ich konnte mich wieder halten; vordem muß ich von Stufe zu Stufe gefallen sein ... Die Schwere, das Fallen waren so, daß es eigentlich nur noch die Möglichkeit gab, zu liegen. Dann aber läuft die Grammophonplatte, die man im Kopf hat, ganz ungehemmt ab ... Eine alleinstehende Mitkranke drehte eine Platte, in der die Hühner ihres kleinen Anwesens die Hauptrolle spielten. Die armen Hühner! In meiner Platte spielten meine Kinder natürlich die Hauptrolle. Eines Tages konnte ich die Hühnerplatte nicht mehr anhören. Ich sagte: »Stellen Sie sich einmal vor, es wären Kinder!« Da antwortete die Pat. mir: »Das ist doch dasselbe« ... Was für mich meine Kinder, das waren für sie ihre Hühner. Es ist gleichgültig, was für ein Brennmaterial man in diesen Schmelzofen des Leidens wirft und wodurch der Brand entzündet wird. Es ist sogar (obwohl es das Leid mehrt) in anderer Weise ganz

> gut, wenn man Objekte findet; denn das wahre und entsetzliche Wesen der Angst in der Depression ist ihre Gegenstandslosigkeit. Die Hühner oder die Kinder, das sind letzte Wegmarkierungen für die Seele im Lande der Angst.[236]

Erst vor dem Hintergrund dieses fundamentalen pathischen Intentionalitätsverlustes, der in dieser Selbstschilderung besonders deutlich wird, lassen sich Schuld und Zwang als melancholische Kernsymptome verstehen. Beide Phänomene sind konstruktive Bemühungen, in der Melancholie Intentionalität »irgendwie« zu erhalten. Auch Binswanger sieht die melancholische Schuld als Versuch, neue Bindungen zu schaffen, wenn die normal konstituierten Bindungen höchst qualvoll aufgelockert wurden.

Es wurde bereits in Kapitelabschnitt 3.2 erwähnt, daß Schuld durch zwei elementare Momente gekennzeichnet ist: einmal durch das Moment des Trennenden und einmal durch den Aufruf zur Harmonisierung und Wiedervereinigung mit der Welt als etwas Gesolltem.[237] Beide Aspekte bilden zusammen das Spezifische der Schuld. Wenn sich auch normales und melancholisches Schulderleben etwa in der Intensität und ebenso in ihrer Koppelung mit der Angst voneinander unterscheiden, so ist Schulderleben letztlich durch diese beiden Aspekte bestimmt. Denn auch in der Melancholie bleibt der »Sollcharakter des Daseins«[238] erhalten, wenn auch in der existentiellen Leere unvollziehbar. Das melancholische Schulderleben ist demnach zumindest ein quasi-intentionaler Akt. Dieser ist zeitlich insofern strukturiert, als etwas, das sein soll, noch nicht ist. Dieses Nochnicht des Gesollten liegt wiederum als etwas, das werden soll, in der Zukunft. Hier zeigt sich Schuld als etwas, das es in der Melancholie eigentlich nicht geben kann, nämlich ein konstruktiver, d. h. hier melancholieadäquater Bezug zur Zukunft und damit zur Zeit überhaupt.

Auch der Zwang wird verständlich und bekommt gewissermaßen einen Sinn, wenn er als intentionaler Akt interpretiert wird. Es fragt sich allerdings auch hier, wie ein solcher intentionaler Akt bei einer Melancholie grundsätzlich entstehen kann. In dieser Arbeit wird die Annahme zugrunde gelegt, daß der Zwang selbst sowohl Ausdruck eines Intentionalitätsverlustes als auch selbst intentionaler Akt ist und damit, wie ebenso das Schulderleben,

236 Tellenbach, 1983, S. 206f.

237 Zu Schuld und Trennung vgl. auch obiges Zitat von Wyss, 1973, S. 356.

238 v. Gebsattel, 1959, S. 150.

eine Form von paradoxer Intentionalität darstellt. Im Zwang wird Beziehung zu etwas erzwungen und sei diese noch so unsinnig und leer.
Wie kommt es zu erzwungener Intentionalität in der Melancholie? Der Boden, auf dem Zwang entsteht, ist die erstarrte und fragmentierte Welt der reinen gegenstandslosen Angst, wie sie in Kapitel 6 bei der Behandlung der Melancholie beschrieben worden ist. Zwang ist nun das konstruktive Bemühen, diese Angst zu vergegenständlichen, um sie »irgendwie« abwehren bzw. bewältigen zu können. Im Zwang wird demnach reine Angst, in einer erstarrten und fragmentierten Welt, vergegenständlicht, indem die Angst an bestimmten erstarrten Fragmenten fixiert wird, auf die der Zwang sich dann wiederum bezieht. Durch diese Fixierung wandelt sich in der Folge nun die ursprünglich gegenstandslose Angst in phobisch anmutende »Furcht«.

7.2 Zwang – die phobische Melancholie

Die elementare Grundlage für die Entstehung von Zwängen ist also im wesentlichen das Gelingen einer (leeren) Projektion, bei der melancholische Angst in phobieartige Furcht umgewandelt wird.
Grundsätzlich weist auch v. Gebsattel, zumindest indirekt, auf die Bedeutung der Projektion bei Zwang hin, wenn er im Rahmen seiner Studie über *Die Welt des Zwangskranken* den Anankasten mit dem Paranoiker vergleicht.[239] Darüber hinaus erlaubt die Hypothese, daß Zwang auf einer melancholischen Grundlage entsteht und sich in etwas Phobieartiges wendet, eine neue Perspektive, gerade wenn es um die systematische Verortung des Zwangs zwischen Depression und Phobie geht. Die strukturelle Nähe von Zwang und Melancholie zeigt sich insbesondere darin, daß dem Schulderleben in beiden Störungen häufig eine zentrale Stellung zukommt. Gerade dieses Kriterium ist womöglich der entscheidende Hinweis auf das melancholische Grundgeschehen des Zwanges, weil phobische Störungen im Gegensatz dazu nicht schuldhaft erlebt werden.
Im Laufe seiner Begriffsgeschichte wurde der Zwang zunächst der Melancholie zugeordnet, im weiteren aber sowohl als eigenständiges Krankheitsbild gesehen wie auch unter die Angstkrankheiten subsumiert.[240] Diese

239 v. Gebsattel, 1954 d, S. 99.
240 Davison, Neale, 1988, S. 187.

grundsätzliche Unsicherheit zeigt sich noch heute etwa in therapeutischer Hinsicht, wo Zwang pharmakologisch wie Melancholie, psychotherapeutisch hingegen wie eine Phobie behandelt wird.
Zur Erhellung des Zwangsphänomens berücksichtigt auch v. Gebsattel in seiner bereits erwähnten Studie[241] strukturelle Bezüge zu Melancholie und Phobie zentral. Die Ausführungen v. Gebsattels haben erhebliche Bedeutung für die in dieser Abhandlung vertretene Annahme, daß das Zwangsphänomen wesentlich transparenter wird, wenn das hier entwickelte Verständnis von Melancholie und Phobie zugrunde gelegt wird, und werden deshalb entsprechend ausführlich in die Überlegungen einbezogen.

> Wie mir nun scheint, steht auf der Störungsseite des Zwangssyndroms – wenigstens in der echten Zwangskrankheit – stets die »anankastische Phobie« ...[242]

Kennzeichnend für die Unsicherheit ist der unmittelbar folgende Gedanke:

> Die phobische Grundlage des Störungserlebnisses im Zwangssyndrom wird vielfach bestritten, so von Bumke, Piltz, Krisch ..., denen die Angst als konstitutiv für die Zwangserscheinung gilt.[243]

Einen grundsätzlichen Unterschied zwischen Phobiker und Anankasten beschreibt v. Gebsattel wie folgt:

> Deswegen sehen wir den Anankasten bemüht, die Anlässe, welche die Konkretisierung seiner latenten Besessenheit Vorschub leisten, durch ein kompliziertes System von Maßnahmen – das zwangsneurotische »Zeremoniell« – auszuschalten. *Der Phobiker braucht nur zu Hause zu bleiben*[244] und er bleibt von der Manifestation seiner Angstbereitschaft geschützt. Dem Anankasten nützt ein ähnliches Vermeiden des störenden Anlasses nicht, denn die Störung bricht aus dem Grunde seiner Existenz, aus seinem Denken, Phantasieren, Streben hervor und schafft den Anlaß, der dem anderen begegnen muß. Ganz anders also als der Phobiker ist der Anankast ein Verfolgter und Gehetzter.[245]

241 Die Jaspers als »ungemein eindrucksvoll« hervorhebt (Jaspers, 1973, S. 239).
242 v. Gebsattel, 1954d, S. 83.
243 Ebd., S. 83.
244 Hervorhebung durch den Autor.
245 Ebd., S. 89.

Weiter analysiert er:

> Viel dringender als der Phobiker ist also der Anankast in der Auseinandersetzung mit sich selbst begriffen. Dem Phobiker mißlingt die Auseinandersetzung mit der Welt an gewissen Stellen, die durch den Begriff der »symbolischen Raumqualitäten« (Straus), der Höhe, der Weite, der Tiefe usw. bezeichnet sind; allein noch als angstvoll Überwältigter steht er in der Welt und orientiert sich an ihr, trotzdem wir zeigen könnten, daß sein phobisches Versagen den Raumqualitäten gegenüber ein inneres Versagen symbolisiert. Die Welt des Anankasten jedoch zeigt schärfer die Züge von Entweltlichung (Derealisation), und deutlicher erkennt der Beobachter, daß die fiktive Schmutzbarrikade zwischen ihm und der normalen Alltagswelt diese weit aus seiner normalen Aktionssphäre hinausgeschoben hat. Der »Schmutz« nämlich, um dessen Bewältigung es dem Anankasten geht, besitzt nicht die Welthaltigkeit der Weite, der Höhe oder der Tiefe. Er ist eine Exteriorisierung seines eigenen Inneren, ein Zwangsprodukt seiner Phantasie ohne welthafte Dichte, wofür der richtige, natürliche, positive Schmutz höchstens ein Gleichnis ist. In der Tat, der Anankast kämpft mit einem Schatten, aber dieser Schatten ist er selber, und die Szene spielt in einer magischen Gegenwelt.[246]

Hier zeigt sich deutlich, daß der Zwangskranke keine wirkliche Phobie hat, allenfalls etwas Phobieartiges. Denn auch die Gegenstände sind letztlich nicht so wichtig. Unterschiede und Gemeinsamkeiten zum Melancholiker beschreibt v. Gebsattel folgendermaßen:

> Zum Unterschied von der bloßen Gehemmtheit des Melancholikers, der sich für die tiefere Analyse auch als Stillstand der inneren Zeit (Straus, v. Gebsattel), ein Angehaltensein der Selbstverwirklichungsschritte der Person erweist, scheint in der Zwangskrankheit die deformierende Bedeutung der Werdenshemmung pathoplastische Bedeutung zu gewinnen. Den Zwangskranken liefert die Werdenshemmung an das Gegenbild dessen aus, was durch das Werden normalerweise erreicht werden soll. Alles Werden zielt ab auf Verwirklichung der Lebensgestalt, diese besondere Synthese des Individuellen und des Allgemeinen im Eidos. Auch beim Melancholiker ist die Verwirklichung des Eidos (d. h. der Lebensgestalt) verhindert, wohingegen sich beim Anankasten nicht nur die Bremsung des Werdens,

246 Ebd., S. 89.

> sondern sogar die Umkehrung der Werdensrichtung bemerkbar macht, welche ihn der Herrschaft des Antieidos in allen seinen möglichen Formen der Ungestalt, z. B. der Verunreinigung, des Entwesens und Entwerdens, ja des Verwesens ausliefert. Die Verunreinigungsangst des Anankasten, seine Besessenheit von dieser Möglichkeit des Entwesens enthüllt ihren existentiellen Sinn, wenn wir begreifen, daß der Anankast nicht nur abgeschnitten ist von der Möglichkeit des Existierens über sich hinaus, sondern daß er hinübergerückt ist auf die Seite des Existierens unter sich hinab, wofür das drohende Annahen der Ungestalt, z. B. der Beschmutzung, der Verunreinigung, der Versündigung, der Verderbnis und des Verwesens das wirksame Gleichnis ist.[247]

In der bereits in Kapitel 4 (S. 70) erwähnten Studie v. Gebsattels weist dieser explizit auf den engen Zusammenhang von Zwang und manisch-depressiver Erkrankung hin und bezieht sich hier auch auf vorangegangene Arbeiten von Kraepelin, Bonhoefer etc.
Der Fall, den v. Gebsattel selbst in dieser Arbeit schildert, um diesen Zusammenhang weiter zu erhärten, ist insofern äußerst bemerkenswert, als der Zwangsinhalt der Patientin eher untypisch ist, aber genau durch diese fehlende Typizität den unmittelbaren Zusammenhang von Zwang und Melancholie um so besser aufzeigt. Die Patientin berichtet:

> Ich habe den ganzen Tag ein Gefühl, das mit Angst durchsetzt ist und das sich auf die Zeit bezieht. Ich muß unaufhörlich denken, daß die Zeit vergeht. Während ich jetzt mit ihnen spreche, denke ich bei jedem Wort: ›vorbei‹, ›vorbei‹, ›vorbei‹. Dieser Zustand ist unerträglich und erzeugt ein Gefühl von Gehetztheit. ... Wenn ich einen Vogel piepsen höre, muß ich denken: ›das hat eine Sekunde gedauert‹.[248]

Sie erzählt weiter:

> Auch wenn ich Menschen sich bewegen sehe, bei jeder Bewegung, z. B. wenn jemand über den Rasen geht und Schritte macht, muß ich denken: eine Sekunde, wieder eine Sekunde – und das regt mich furchtbar auf und erfüllt mich mit Angst.[249]

247 Ebd., S. 108.
248 v. Gebsattel 1954 a, S. 2.
249 Ebd., S. 2.

Bemerkenswert ist auch folgende Selbsteinschätzung der Patientin:

> Ich denke oft, daß ich nicht krank bin, sondern, daß ich etwas erkannt habe, was die anderen nicht erkannt haben; daß ich mir nur so eine unglückliche Weltanschauung gebildet habe, die die anderen nicht teilen, die aber ganz logisch ist, ich verstehe überhaupt nicht, daß man anders denken kann. Diese Gedanken und Gefühle sind mit Angst verknüpft. Es scheint mir unheimlich, so denken zu müssen. Und dann erscheint es mir unheimlich, daß ich nie wieder werde aufhören können, so zu denken. Es ist ganz unvorstellbar, daß man jemals anders denken kann, wenn man einmal damit angefangen hat.[250]

Dieses zeitbezogene Zwangsdenken interpretiert v. Gebsattel folgendermaßen:

> Wir wissen, was diese Einstellung der Patientin auf das Vergehen der Zeit bewirkt. Offenbar dies, daß mit der Zukunftsbezogenheit der Persönlichkeit die Einstellung auf die werdende Zeit in Wegfall gekommen ist. Die normale Zeitstruktur des Erlebens ist durch die Melancholie gestört. Diese normale Zeitstruktur des Verhaltens, – die Zukunftsbezogenheit der Persönlichkeit – wird durch die endogene Gehemmtheit verändert. Das Fortschreiten, der Selbstverwirklichungsdrang der Persönlichkeit, ihr Werdelauf und Entfaltungsschwung, ist angehalten. Sie ist zum Stillstand verurteilt in Gebieten, in denen es normalerweise keinen Stillstand gibt. Die Zukunft ist ihr versperrt, weil die Zukunftsrichtung ihrer gesamten Triebe, Energien, Strebungen durch die Hemmung ausgelöscht ist.[251]

Und so deutet er:

> Eben damit aber steht still die »erlebnisimmanente« Zeit, die wesentlich Werdezeit ist.[252]

Dann erklärt er:

> Die Kranke bildet inmitten der allgemeinen zeitlichen Veränderung des Weltgeschehens eine Insel der Unverständlichkeit, und auf diesem Hintergrund von gehemmter Selbstveränderung wird alle objektive Veränderung:

250 Ebd., S. 2f.
251 Ebd., S. 7f.
252 Ebd., S. 8.

> das Piepsen eines Vogels, das Ticken einer Uhr, jede Bewegung usw. peinlich erlebt. Alle diese Eindrücke machen die Patientin auf die Unfähigkeit, sich selbst zu verändern, schmerzlich aufmerksam. Sie deuten gleichsam auf das Nichtweitergehen der inneren Zeit hin und sprechen davon in ihrer Sprache, die einen Zeitsinn besitzt. Sie sagen, wie die Patientin es ausdrückt: »Vorbei, vorüber«, oder »eine Sekunde, wieder eine Sekunde«. Diesen Zeitsinn der Veränderung ringsum erklärt die Zeitbedeutung der endogenen Gehemmtheit. Deren Bedeutung ist Stillstand der Werdezeit, Ausschaltung der Zukunft, Lähmung der Selbstveränderung![253]

Schließlich legt er dar:

> Statt an der Zukunftsbezogenheit der normalen Persönlichkeit teilzunehmen, werden sie zu Symbolen ihres inneren Stillstandes oder genauer der zeitlichen Bedeutung, die diesem Stillstand der Werdezeit eignet, und von dem wir bereits eben erwähnten, er sei ein Vergehen. In allen Veränderungen der Umwelt erlebt darum die Patientin zwangsmäßig nur ihr eigenes Vergehen.[254]

Die entscheidende Stelle zum Zusammenhang von Zwang und Melancholie gibt aber erst die folgende Textpassage wieder:

> Und doch sind wir dem Problem des Registrierzwanges noch nicht auf den Grund gekommen. Wir verstehen die Umkehrung der Blickrichtung von der Zukunft weg auf die Vergangenheit, aber was erklärt das Zwangsmäßige daran, den Registrierzwang als solchen? Vielleicht kann folgende Betrachtung weiterführen. Die Patientin gibt an, daß die Zeitstrecke, deren Wahrnehmung sie zu Feststellungsakten zwingt, immer kürzer wird: erst Sätze, dann Worte, dann Buchstaben. Erst Minuten, dann Sekunden. – Diese Fraktionierung der vergehenden Zeit ist sehr auffällig. Was bedeutet sie? Offenbar ist diese Fraktionierung der transeunten Zeit irgendwie das Gegenbild einer Gliederung der immanenten Zeit. Normalerweise gliedern unsere die Zukunft vorwegnehmenden Akte die Werdezeit. Mittels seiner Erwartungen, Vorsätze, Absichten, Zwecke, Projekte greift der Mensch in die Zukunft hinein und verankert sich in ihr. Er läuft in diesen Akten gleichsam sich selber voraus und kommt mit der Verwirklichung seine Vorsätze, Absichten, Zwecke usw. erst langsam sich nach. Diesen einheitlichen,

253 Ebd., S. 9.
254 Ebd., S. 9.

auf die Zukunft bezogenen Akten entsprechen Ablaufseinheiten des seelischen Geschehens, die charakterisiert sind durch die Etappen, jetzt, dann, nachher, später, schließlich, ganz zuletzt – und die ein gegliedertes Ganzes bilden, das sich in der Zeit entwickelt und vollendet. Das ist eine Gliederung, die mit der Fraktionierung der Zeit in Minuten, Sekunden, des Gedankens in Sätze, Worte, Buchstaben, der Handlung in ihre einzelnen motorischen Phasen, z. B. Ballaufheben, Ballschlagen, Sichbücken usw. direkt gar nichts zu tun hat. Weder eine Fraktionierung der Zeit, noch die der Gedankenmitteilung, noch die der Handlung steht uns normalerweise vor Augen, weil wir in der Realisierung von gegliederten Ganzheiten und Einheiten des Tuns tätig und wirkend leben, auf Ziele gerichtet und auf deren Realisierung. Erst wenn diese lebendige Zukunftsbezogenheit unseres Tuns, erst wenn sein Werdesinn durch die endogene Hemmung zu Verlust kommen, erst dann können unserem Bewußtsein die Phasen dieses Tuns oder Geschehens als Bewegungsatome sich aufdrängen und von ihm zwangsmäßig registriert werden. Es zerfällt also durch die Hemmung des Tuns seine Gestalt in zeitgeformte Fragmente, die immer kleiner, elementarer werden, je mehr die Hemmung wächst; aber offenbar erst dann tritt dieser Zerfall ein, wenn die oben geschilderte Umkehrung der Blickrichtung von der Zukunft weg auf die Vergangenheit hin erfolgt.

Gehen wir noch einen Schritt weiter. Es findet nicht nur eine Fraktionierung der Zeit in Zeitstrecken statt, die alle die Richtung auf die Vergangenheit besitzen, es ereignet sich diese Fraktionierung nicht bloß. Sie wird sogar geleistet, sie verdankt ihr Zustandekommen einem Tun der Kranken. Diese registriert ja die Zeitstrecken: mehr muß man sagen: sie setzt sie, sie poniert sie. Sie sind das Produkt einer Schöpfung des Geistes, wenn auch einer Zwangsschöpfung, und hier erst liegt das ganze Problem. Was tut die Kranke eigentlich, indem sie so registriert?

Wie schon gesagt: es nimmt die Kranke die innere Lähmung, ihre endogene Hemmung, nicht einfach hin. Sie leidet an ihr, sie wehrt sich gegen sie. Es gibt Melancholiekranke, die sich nicht in dieser Weise wehren. Diese erleiden einfach ihre Hemmung: sie liegen im Bett und rühren sich nicht. Sie klagen und weinen, aber sie wehren sich nicht. Unsere Kranke befindet sich im Kampfe mit ihrer Krankheit. Vielleicht ist sogar die ganze Erregung des sog. manisch-depressiven Mischzustandes nur die Folge dieses fruchtlosen und ohnmächtigen Kampfes gegen die Hemmung des Werdedranges. Ich glaube, man kann behaupten, daß die endogen fundierten Zwangs-

> erscheinungen immer der Ausdruck sind eines Kampfes gegen die Erkrankung. Im Wahnkranken wird zum pathoplastischen Moment das passive Erleiden, im Zwangskranken das Angehen gegen die Erkrankung.[255]

Dieser Textausschnitt gehört zu der vermutlich tiefgründigsten Beschreibung der Zusammenhänge von Zwang und Melancholie. Dennoch wird eine Schwachstelle deutlich, die Jaspers v. Gebsattels »konstruktiv-genetischer Psychopathologie« von Anfang an vorwarf.[256] Es zeigt sich hier, daß einerseits Zwang und Melancholie auf dieselbe endogene Hemmung, als eine quasi-universelle Grundstörung, zurückgeführt werden (das ist der Vorwurf von Jaspers), andererseits Zwang aber Ausdruck eines Kampfes gegen die endogene Hemmung ist.

Die Frage bleibt offen, wie Zwangsgeschehen als solches auf dem Boden der Melancholie entstehen kann bzw. welche spezifischen Bedingungen zu Zwang und nur zu solchem führen und wie Zwang als Ausdruck und als Kampf gegen die endogene Hemmung verstanden werden kann.

Folgende Annahmen können hier weiterführen. Anknüpfend an die obige These (vgl. S. 104), hat sich die Daseinswelt der Patientin durch die Melancholie aus pathischer Sicht aufgelöst. Die Welt an sich erscheint dadurch in fundamentaler Gestalt- und Beziehungslosigkeit, d. h. sie ist erstarrt und fragmenthaft und wird entsprechend angst- und qualvoll von der Patientin erlebt. In diesem Sinn kann Zwang als konstruktive (aber notwendig ohnmächtige) Bemühung verstanden werden, auf diese (Rest-)Welt hin intentionale Bezüge aufzubauen, nicht zuletzt auch als Mechanismus zur Angstabwehr. Der zugrundeliegende Prozeß ist der einer (leeren) Projektion von melancholischer Angst zu phobieartiger Furcht. In einer Vergegenständlichung wird Angst an erstarrten Fragmenten (als Zwangsinhalten) »festgenagelt«. Letztlich ist Zwang also zu verstehen als erzwungene Beziehung zu etwas gegen die gegenstandslose Angst, wobei der melancholische Grund eben keine andere als nur die zwanghafte Beziehung zuläßt.

Der Fall, den v. Gebsattel schildert, ist deshalb außergewöhnlich, weil durch den Zwang keine anankastische Phobie entsteht, wie sie typischerweise durch Ekel etc. bestimmt wird. So weist v. Gebsattel daraufhin, daß »... in der Welt des Zwangskranken ... die abstoßende Physiognomie lebenswidriger Phantasien von Schmutz, Kot, üblem Geruch, Leichenatem« vorherrsche und die

255 Ebd., S. 10f.
256 Jaspers, 1973, S. 454ff.

Erlebnisantwort hierauf »der phobische Ekel« sei.[257] Vielmehr wird die Angst auf die Zeitgestalt der Dinge projiziert, und zwar in der Weise, daß diese sowieso unerbittlich vergehen. Im Unterschied zur typischen zwangsspezifischen Projektion bleibt diese Projektion viel näher an der Grundstörung, dem Zeitstillstand in der Angst. Vor allem wird hier deutlich, daß eben auch die Zeitlichkeit, wenn sie zu fließen bzw. zu springen aufhört, ihre (schwingende) Kontinuität einbüßt, zugleich erstarrt und fragmenthaft wird, wie es etwa von Theunissen beschrieben wird (vgl. Kapitelabschnitt 6.1).

Zusammenfassend läßt sich festhalten, daß im Unterschied zu v. Gebsattel die (zwangsspezifische) Projektion als quasi-intentionaler Akt des melancholischen Patienten eine wesentliche Bedingung für Zwang ist. Bleibt diese Projektion aus, ist womöglich der Boden stärker bereitet für Schulderleben oder gar für Schuldwahn.

Die Annahme einer basalen Projektion der (reinen) Angst auf Furchtebene legt, wie bereits in Kapitelabschnitt 7.2 erwähnt, die Schwierigkeit offen, Zwang überhaupt eindeutig nosologisch zu bestimmen, weil die Projektion bewirkt, daß melancholische Grundgestimmtheit nicht wirklich melancholisch und das Phobische nicht wirklich phobisch ausgetragen wird, sondern eben beides zusammen als Zwangsgeschehen wirkt. So gesehen erscheint der Zwang in seiner Konstruktivität geradezu als Störung einer Störung, wobei schon in Kapitelabschnitt 7.1 festgestellt wurde, daß dies in gewisser Weise Sinn macht, da die Störung der Störung dazu dient, Intentionalität zur »Rest«-Welt wiederherzustellen.

An dieser Stelle ist zu fragen, ob eine so verstandene Bedeutung des Zwangs sich auch sinnvoll etwa als Entlastung für den Patienten auswirkt. Liest man entsprechende Passagen bei v. Gebsattel, entsteht der Eindruck, als ob sich durch den Zwang (als Angstabwehr!) alles noch eher verschlimmere. Insofern kann Zwang als Störung der Störung durchaus als Potenzierung verstanden werden. Eine, wenn auch kurzfristige und vermeintliche, Entlastung könnte darin bestehen, daß die durch Zwang ritualisierte Angstabwehr aus melancholisch getönter Verzweiflung anankastischen Zweifel werden läßt.

Abschließend läßt sich hier feststellen, daß Zwang, ebenso wie reine Angst und Phobie, ein idealtypisches Gegenstück zur Spontaneität (als gelebtem Freiheitsmoment) darstellt.

257 v. Gebsattel, 1954 d, S. 90.

8 EXKURS II: VON FURCHT ZU PANIK

Überlegungen zum Ursprung von Panikattacken

Vor dem Hintergrund der hier entwickelten Begriffe von Angst und Furcht wird nun versucht, auch die Panikstörung in wesentlichen Aspekten neu zu erfassen. Folgt man den klassischen Beschreibungen zum Panikkonzept,[258] kann dieses zentrale Phänomen fürchterlicher Bedrohung zunächst nicht direkt aus den oben aufgezeigten Grundbedingungen zu Angst und Furcht abgeleitet werden. Die Panikstörung ist nicht gleichzusetzen mit einem rein phobischen oder gar melancholischen Erleben, zumindest nicht primär. Statt dessen handelt es sich um ein anfallsartiges und phobisch anmutendes Geschehen, das quasi »vom Himmel fällt« oder »aus dem Nichts kommt«. Darüber hinaus erscheint die Panikstörung in ihrer Symptomatik vergleichsweise »physiologisch«. So berichten die Betroffenen neben der eigentlichen Panik häufig von Herzrasen, Schwindel, Luftnot, Zittern, Schwitzen, Hitzewallungen, Brustschmerzen, Schwächegefühl etc. Bereits hier zeigt sich eine eigentümliche Nähe zu Symptomen, die insbesondere auch in akuten realen Angst- bzw. Furchtsituationen erlebt werden.[259] Auf diese zentrale Parallele wird weiter unten (vgl. S. 121) noch näher einzugehen sein. An diesem Punkt stellen sich nun zwei zentrale Fragen:

> Ist es möglich, die Panikstörung als sinnhaftes Verhalten und Phänomen zu verstehen?
> Wie läßt sich das Paniksyndrom vor dem Hintergrund der hier entwickelten Begriffe von Angst und Furcht bestimmen?

Grundsätzlich wird die Panikstörung bis heute in einem mehr oder weniger engen Zusammenhang mit Agoraphobie gesehen. Zusammen mit den bereits genannten akuten Symptomen ist also insgesamt von einem »furcht«-lastigen Geschehen auszugehen. Und doch zeigt sich häufig insbesondere bei

258 Bandelow, 2001, S. 11 ff.
259 Ebd., S. 17.

den ersten Attacken, daß noch nicht einmal ein diffuser Bezug der furchtartigen Bedrohung zu räumlichen Aspekten besteht. Wie kann demnach ein Erleben, das zentrale Anzeichen einer akuten Bedrohung hat, die aber ohne jeden äußeren Anlaß auskommen muß, erfaßt werden? Es fällt auf, daß die theoretischen Konzepte zu den Entstehungsbedingungen von Panikattacken auch überwiegend physiologische Parameter als Ursachen in den Vordergrund stellen,[260] und selbst in psychologischen Lehrbüchern wird der überwiegende Teil der ätiologischen Hypothesen (molekular-)physiologisch bzw. neurobiologisch hergeleitet.[261]

Entgegen dieser Sichtweise wird hier nun folgender Verstehensansatz zur Panikstörung dargestellt: Panik ist ursprünglich eine reale und akute, ängstliche Bedrohung im Kleinkindalter, die insbesondere aus der Situationsvielfalt des Alleingelassenwordenseins entsteht.

Die phobisch anmutenden Panikattacken, die überwiegend im Erwachsenenalter auftreten, sind Wiederholungen dieser ängstlichen Bedrohungen. Der Ermöglichungsgrund für diese Wiederholungen ist u. a. die Unfaßbarkeit dieser spezifischen ängstlichen Bedrohung im Kindesalter.

Um eine Begründung für diesen Ansatz vorzubereiten, müssen in einem ersten Schritt die wesentlichen Kriterien der kindlichen Furchtformen (insbesondere hinsichtlich des Kleinkindes) aufgezeigt werden. Zunächst kann festgestellt werden, daß ein Kleinkind weder melancholische Angst noch agora- oder klausthrophobische Furcht entwickeln kann. Die Furcht des Kindes ist im wesentlichen real und bedrohungsorientiert und bezieht sich auf ein reales oder vorgestelltes Furchtobjekt. Dies bedeutet auch, daß Kinder noch nicht in der Lage sind, Angst vor dem Hintergrund des zeitlich bedingten Nichts bzw. Furcht vor dem Hintergrund der räumlich bedingten Leere zu haben. Dazu sind sie zu spontan und in unmittelbarer Weise mit ihrer Umwelt verbunden.[262]

In diesem Sinn gibt es spezifische Unterschiede zwischen Kindern und Erwachsenen. Kinder können Furcht durch Vorstellungskraft und Phantasie generieren und brauchen dies womöglich für ihre geistige Entwicklung. Darüber hinaus ist das Spektrum für potentielle furchthaft erlebte Bedro-

260 Davison, Neale 1988, S. 181; Tölle, 1991, S. 80.

261 Es kann an dieser Stelle nur die Vermutung geäußert werden, daß für die Theorienbildung zur Panik die körperliche Symptomatik zu expressiv und die Suche nach einer sinnhaften Struktur zu spekulativ scheint, um ein Verstehen der Panik, und sei es nur ansatzweise, für möglich zu halten.

262 Ihr Gespür für Langeweile und die prophylaktischen Maßnahmen gegen diese sind dagegen womöglich ausgeprägter; siehe dazu Wyss, 1973, S. 354.

hungen beim Kleinkind gegenüber dem Erwachsenen erweitert. An dieser Stelle seien »nur« Gewalt und eben Alleingelassenwerden herausgegriffen, denen gegenüber das Kleinkind ungleich hilfloser gegenübersteht als der (nicht gebrechliche) Erwachsene. Bevor nun das Alleingelassenwerden des Kindes als wesentlicher Auslöser von späteren Panikattacken herausgestellt wird, soll eine solche Situation zunächst einmal paradigmatisch betrachtet werden. Wenn im folgenden also von Situationen gesprochen wird, in denen Kleinkinder allein gelassen werden, so ist hier in erster Linie nicht von extremen Bedingungen (Vernachlässigen, Aussetzen etc.) die Rede, sondern durchaus auch und gerade von alltäglichen und ungewollten bzw. nicht von Umsicht bestimmten Situationen, in denen Kinder eine gewisse Zeit allein gelassen werden (Einkäufe, Verabredungen, Unachtsamkeit, etwas längere Kelleraufenthalte etc.).

Nicht nur Eltern entwickeln intuitiv und sofort ein ungutes Gefühl bei der Vorstellung von allein gelassenen Kleinkindern. In erster Linie mag man hier an Gefahren durch äußere Umstände denken (Stürze, Verletzungen durch Gegenstände etc.), die man dann nicht mehr abwenden kann. Es ist aber eben auch die Situation an sich, die für das Kind subjektiv zu einer elementaren Bedrohung werden kann. Es sei an dieser Stelle einmal der Versuch unternommen, sich zu vergegenwärtigen, was in einem etwa zwei- bis vierjährigen Kind vorgeht, das in einer gegebenen Situation unvorbereitet allein gelassen wird. Was in dieser Situation geschieht, ist zunächst wesentlich davon abhängig, ob das Kind sein Alleinsein bewußt wahrnimmt. Wenn es das nicht tut, passiert womöglich nichts, und es spielt gerade weiter, bis etwa die Mutter wieder zurückgekehrt.

In dem Fall aber, wo das Alleinsein bemerkt wird, kann grundsätzlich zweierlei geschehen. Zum einen kann das Kind, wohl insbesondere dann, wenn es bereits etwas älter ist, diesen Umstand als Freiheitsgewinn erkennen und in diesem unbeaufsichtigten Moment etwas tun, was es sonst nicht tun darf (verbotene Schubladen öffnen, Süßigkeiten naschen etc.). Zum anderen kann diese Situation aber auch, und das ist durchaus einem Kleinkind gemäß, als unmittelbare Bedrohung erlebt werden.

In Kapitel 2 ist erwähnt worden, daß Angst und Furcht im wesentlichen das Erleben des Abgetrenntseins von der (zeitlich bzw. räumlich konstituierten) Lebenswelt bedeuten. Und gerade beim Kleinkind sind Alleinsein und Abgetrenntsein von der Lebenswelt nahezu gleichbedeutend. Ein kleines Kind ist immer auch über die Anwesenden wesentlich mit seiner Umwelt

verbunden. Sind diese, aus welchen Gründen auch immer, gerade nicht anwesend und wird das Kind sich plötzlich der Situation des Alleingelassenwordenseins gewahr, kann es massiv überfordert werden und in eine elementare Hilflosigkeit geraten.

Daß diese Situation mit einem fürchterlichen Bedrohungserleben einhergeht, ist unmittelbar deutlich. Allerdings ist diese Bedrohung für das Kind an sich nicht faßbar. Es spürt zwar, daß die Furcht mit der Abwesenheit der engen Bezugsperson zusammenhängt, die besondere Qualität dieser Furcht ist letztlich aber, daß die eigentliche Bedrohung gegenstandslos ist und dabei trotzdem als akut erlebt wird.

Das Furchtobjekt, das für reale Furcht konstitutiv ist, besteht demnach bei der Panik des Kindes nicht in der bedrohlichen Anwesenheit von etwas, sondern in der bedrohlichen Abwesenheit von etwas, das aber ebenso massiv als akute Gefahr und damit, aus der Sicht des Kindes, als reale Furcht erlebt wird.

Was geht vermutlich in dem Kind vor? Es erlebt die massive Überforderung und die Bedrohung durch das Alleingelassensein und kann doch diese Bedrohung nicht fassen, wodurch noch ein weiteres Steigerungsmoment der Panik gegeben ist. Es ist zu vermuten, daß das Kind nur in den ersten Momenten die Ursache der ansteigenden Furcht, nämlich die Abwesenheit etwa der Mutter, im Fokus hat. Je intensiver die Furcht wird, um so stärker wird die eigentliche Ursache in den Hintergrund treten, so daß schließlich nur noch der nun unangebundene, d. h. nun von seiner eigentlichen Ursache (der Trennung von der Mutter) losgelöste, und unfaßbare Zustand, der sich jetzt zu einer Panik entwickelt hat, erlebt wird.

Der eigentliche Kern der Bedrohung hängt nun genau mit dieser Unfaßbarkeit zusammen und bleibt doch dem Kind in seiner akuten Bedrängnis verborgen. Denn durch das plötzliche Erkennen des Alleinseins verliert es die Bezüge zu seiner Umwelt und wird letztlich von seinem Lebensspielraum fundamental abgetrennt. In dem Miteinander von Allein- und Abgetrenntsein verliert sich das Kind und gerät deshalb in Panik. In diesem Sinn wird es von einem akuten Nichts umgeben, das es in dieser Gestalt wohl nur innerhalb kindlichen Furchterlebens geben kann.

Nur ansatzweise seien hier einige panikspezifische Erlebensweisen genannt, die vor diesem Hintergrund erhellt werden können:

– Der deutliche physische Ausdruck der Panikattacke (Herzrasen etc.) kann seinen Ursprung darin haben, daß innerhalb der vorangegangenen Erfah-

rung des Kindes das Alleinsein eben als reale und akute Bedrohung erlebt worden ist, die ebenfalls mit deutlichen vegetativen Symptomen einhergegangen ist. Genau diese akute Bedrohungssymptomatik wird später in der Panik wiedererlebt.

- Die panikspezifische »Angst«, verrückt zu werden, den Verstand und die Selbstkontrolle zu verlieren, kann ihren Ursprung in der massiven Überforderung des Kleinkindes innerhalb der bedrohlichen Situation des Sich-Verlierens durch das Alleingelassensein haben.
- Die panikspezifische »Angst« vor der »Angst« und die Befürchtung, daß diese wiederkommt, hat ihren Ursprung in der Gewißheit, daß Panik (durch ihre Unangebundenheit und Unfaßbarkeit[263]) autonom und damit nicht auf spezifische räumliche oder gegenständliche Kontexte eingrenzbar ist.

Die grundsätzlichen Entstehungsbedingungen, Erlebensweisen und Konsequenzen der Panik seien noch einmal folgendermaßen zusammengefaßt: Panik ist ursprünglich eine an das Kleinkindalter gebundene reale Furcht vor einem akuten Nichts. Das akute Nichts baut sich in Situationen auf, in denen das Kind plötzlich gewahr wird, allein zu sein. Alleinsein und Abgetrenntsein von der unmittelbaren Lebensumwelt sind für das Kind gleichursprünglich. Dieses Abgetrenntsein erlebt das Kind als massive Überforderung: Es verliert sich. Im Gegensatz zur klassischen realen Furcht ist die unmittelbare Panik an kein konkretes, gegenständliches Furchtobjekt gebunden und bleibt damit als Erleben gewissermaßen unfaßbar. Dennoch haftet das Panikerleben anschließend unspezifisch an der Erfahrung von massiver Überforderung und des Auf-sich-Zurückgeworfenseins.[264] Durch die Unangebundenheit der Panikerfahrung ist die Grundlage geschaffen, daß in späteren Jahren insbesondere in Kontexten situativer Überforderung und des Auf-sich-Zurückgeworfenseins die nun phobisch anmutende Panikattacke aufsteigen und wieder erlebt werden kann.

Um auf der Grundlage dieser Hypothesen die Begriffe Angst, Furcht und Panik abschließend in einen konsistenten Zusammenhang zu stellen, wird

263 Die Unfaßbarkeit der Panik wird wohl dadurch noch gesteigert, daß der erwachsene Mensch das Alleinsein an sich nicht mehr als ängstliche Bedrohung erlebt und dadurch ebenfalls ein potentieller Zugang zu der Verursachung der panischen Angst verschlossen wurde.

264 Die Hypothese, daß Panikattacken vermehrt durch akute Streßsituationen ausgelöst werden können, wurde vielfach bestätigt (dazu Bandelow, 2001, S. 170).

hier noch auf einen zentralen Unterschied der Einbettung von Erwachsenen und Kleinkindern in ihrer unmittelbaren Lebenswelt eingegangen.
Wie bereits erwähnt worden ist, wird die Verbundenheit von Kindern mit ihrer unmittelbaren Lebenswelt wesentlich stärker als bei Erwachsenen über die Anwesenheit von Bezugspersonen moderiert. Erwachsene selbst sind hier in der Regel autonom bzw. aus dieser Abhängigkeit herausgewachsen. Ein weiterer wesentlicher Unterschied besteht in der räumlichen und zeitlichen Horizonthaftigkeit der Lebensumwelt. Die Lebensumwelt der Erwachsenen ist in diesem Zusammenhang wesentlich gestreckter und entflochtener, d. h. der Horizont ist wesentlich weiter, überschaubarer und räumlich und zeitlich planbarer. Für Kinder ist der räumliche und zeitliche Horizont vergleichsweise gestaucht und verschränkt. In diesem Sinn ist die Lebensumwelt von Kindern im Vergleich zu Erwachsenen wesentlich situationszentrierter: Kinder springen viel stärker als Erwachsene von einer Situation in eine andere. Dieser Verweis auf die Situationszentrierung läßt nun folgende systematische Skizze zu:
Bei der (melancholischen) Angst haben wir einen primär zeitlichen Bezug, die »leere Zeit«, bei der (phobischen) Furcht einen primär räumlichen Bezug, den »leeren Raum«, bei der (ursprünglich realen) Panik einen primär situativen Bezug, die »leere Situation«. Insgesamt ist es also möglich, Angst, Furcht und Panik in dem hier vorgestellten Ansatz in einem systematischen Zusammenhang darzustellen.
Grundsätzlich könnte gegen diese Hypothesen zur Panik und ihrem Ursprung eingewendet werden, daß die Herleitung der Panikstörung aus Ereignissen, die man in der frühen Kindheit erfahre, einer theoretischen Konstruktion gleichkomme, die überdies recht spekulativ erscheine. Dieser Einwand ist natürlich grundsätzlich berechtigt, es geht hier aber generell auch nur darum, eine Möglichkeit aufzuzeigen, was der Ursprung von Panik sein könnte. Dennoch zeichnet sich der hier vorgestellte Ansatz dadurch aus, daß er zwei Aspekte des Panikerlebens integriert, die sich gewissermaßen zu widersprechen scheinen und nach Ansicht des Autors bis heute dazu führen, die Ursachen der Panik überwiegend und fälschlicherweise auf physiologischer Ebene zu suchen.
Der erste Aspekt betrifft die Tatsache, daß Panik gerade bei ihrem ersten Auftreten quasi ohne jede Vorwarnung aus heiterem Himmel auftritt und daß auf das Panikerleben selbst zunächst auch keine sofortigen systematischen kognitiven oder emotionalen Schemata folgen wie bei melancholischer

Angst (Schuld- und Zwangserleben etc.) oder eben bei phobischer Furcht (insbesondere Vermeidungsverhalten). Panik ist zunächst nur Panik und imponiert insbesondere durch ihre physiologische Expression.[265] Das ist auch der wesentliche Grund dafür, bei Panik von einer eigenen Form der Furcht zu sprechen und diese nicht unter die Agoraphobie zu subsumieren. Der zweite Aspekt betrifft eben das Faktum, daß Panik dennoch eine zentrale Form psychischer Bedrohung darstellt, auf die, wie auf melancholische Angst und phobische Furcht, der elementare Zusammenhang von Abgetrenntsein und Vereinzelung zutrifft. Daß dieser Zusammenhang auch auf die Panik bezogen werden kann, wird aber erst deutlich, wenn der geschilderte Ursprung der Panik, mit den Attributen des Abgetrenntseins und der Vereinzelung des Kleinkindes, einbezogen und somit beide Aspekte berücksichtigt werden.

Werden diese Aspekte, die (wenn auch nur skizzierte) Erhellung der panikspezifischen Erlebensweisen und der zentrale Hinweis auf die Unfaßbarkeit der Panikursache zusammengenommen, erscheint neben den bisherigen physiologisch orientierten Ansätzen auch ein psychopathologisches Verstehen der Panik möglich. Schließlich sei darauf hingewiesen, daß der Zusammenhang zwischen frühen Trennungserfahrungen und Panikstörungen auch Inhalt vielfältiger empirischer Untersuchungen gewesen ist. Gegenstand sind sowohl Trennungs-»angst« als auch tatsächliche Trennungserlebnisse (z.B. Trennung von den Eltern) gewesen. Insgesamt ist es wohl möglich gewesen, diesen Zusammenhang zu erhärten[266].

265 Furcht- und phobietypisches Vermeidungsverhalten setzt bei der reinen Panikstörung später ein als etwa bei der Agoraphobie.

266 Bandelow, 2001, S. 170.

9 WEITERE BETRACHTUNGEN ZUR SEELISCHEN GESUNDHEIT

9.1 Genialität und Melancholie

In Kapitel 5 wurde seelische Gesundheit als (annähernd) ausgeglichen sich vollziehender Lebensgang bestimmt. Demgegenüber stellt sich hier die Frage nach positiven Kriterien, die für seelische Gesundheit konstitutiv sind. Synonyme, vor denen der Begriff der seelischen Gesundheit geradezu als bloße Abstraktion erscheint, sind schöpferische Freiheit, Kreativität, Produktivität oder gar Genialität, die Tellenbach an anderer Stelle als höchste Form des Gesunden bezeichnet hat. Ähnlich äußert sich Julius Bahle:

> Und ganz ähnlich, wie sich in der Fruchtbarkeit der Natur die höchste biologische Gesundheit äussert, so haben wir auch im schöpferischen Menschentum die höchste Form der seelisch-geistigen Gesundheit zu erblicken.[267]

Am Beispiel des Kunstschaffens erläutert er:

> Obwohl diese seelenreinigende Wirkung der Kunst immer wieder betont wurde, blieb sie doch auf das passive Kunsterleben beschränkt.
> Demgegenüber soll hier eine andere, noch intensivere Form der Katharsis oder Seelenreinigung vertreten werden, die ihren Ausgang vom aktiven Kunstschaffen nimmt.
> Wenn schon die rein passive Wirkung der Kunst eine läuternde und sogar heilende Funktion ausübt, wie viel mehr müsste dies dann durch die Einsicht in das aktive Kunstschaffen, eine der erhebendsten Tätigkeiten schöpferischen Menschentums, möglich sein.[268]

Die Beziehung zwischen schöpferischem, kreativem Dasein und seelischer Gesundheit versteht sich in ihrer relativen Gültigkeit gewissermaßen von selbst. Diese stößt weder auf grundsätzliche Zweifel, aber eben auch nicht

267 Bahle, 1978, S. 30.
268 Ebd., S. 29.

auf eine besondere thematische Ausgestaltung. Ganz anders dagegen die wechselseitige Beziehung von schöpferischem Dasein (Genie) und seelischer Erkrankung.

Grundsätzlich lassen sich hier zwei unterschiedliche Ebenen feststellen. Zum einen die Genie-Irrsinnslehre, die durch Cesare Lombrosos Thesen Ende des 19. Jahrhunderts berühmt wurde und bis in die siebziger Jahre des 20. Jahrhunderts durch Arbeiten insbesondere von Wilhelm Lange-Eichbaum[269] populär geblieben ist. Ohne auf diese Lehre hier näher eingehen zu können, ist doch zu bemerken, daß eine Schwäche dieses Ansatzes darin liegt, nicht konsequent zwischen den unterschiedlichen Formen von »Irrsinn« zu unterscheiden. Die hierbei zwangsläufig auftretenden Unklarheiten sind vermutlich auch der Grund, weshalb etwa Bahle diesen zu allgemeinen Zusammenhang zurückweist.[270] Zum anderen kann auf eine seit über zweitausend Jahren währende Tradition zurückgeblickt werden, auf die wechselseitige Beziehung von Genialität und Melancholie.

Mit folgender Frage führt Theophrast, der mutmaßliche Autor des Buches XXX der *Problemata Physica*, das ursprünglich Aristoteles zugeschrieben wurde, diesen Zusammenhang in die abendländische Philosophie ein:

> Warum erweisen sich alle (!) außergewöhnlichen Männer in Philosophie oder Politik oder Dichtung oder in den Künsten als Melancholiker [gr. melancholikoi]; und zwar ein Teil von ihnen so stark, daß sie sogar von krankhaften Erscheinungen, die von der schwarzen Galle [gr. apo melaines choles/Melancholie] ausgehen, ergriffen werden ...[271]

In das Melancholieverständnis von Theophrast geht bereits die Manialehre von Platon mit ein. Platon unterscheidet grundsätzlich zwei Formen von Mania (»Wahnsinn«), eine, die aus dem Grunde menschlicher Krankheit entstehe, und eine göttlich bewirkte, aus der für den Menschen die großartigsten Güter entstünden.[272] Beeinflußt von dieser Maniakonzeption, unterscheidet Theophrast analog die schwarze Galle einmal als krankmachender Saft und einmal als Saft, der schöpferische Kräfte freisetzt.

269 Dazu: Kurth, 1961.

270 Bahle, 1978, S. 37.

271 Zitiert aus: Lambrecht, 1994, S. 14 (im zweiten Zusatz führt Lambrecht erklärend Melancholie an und setzt somit schwarze Galle und Melancholie einfach gleich); Theunissen sieht diesen Text als Geburtsurkunde der Psychopathologie (1996, S. 16).

272 Vgl. dazu *Phaidros* 244 a ff. und 265 a f.

Ein natürlicher Überschuß der schwarzen Galle, der nicht zu groß sein dürfe und die gesamte Persönlichkeit betreffe, sei nur dann positiv zu sehen, wenn die sehr temperaturanfällige Galle richtig temperiert und nicht zu warm oder zu kalt sei. Eine zu große Erhitzung bewirke manische Zustände (Verzückung, Hochgefühle mit Gesang, Ekstasen), eine zu große Kälte depressive Zustände (Niedergeschlagenheit und Ängste). Nur die richtige Menge und die richtige Temperatur förderten die symptomfreie Kreativität und die Talente in Bildung, Kunst oder Politik. Die mittlere Temperatur sei stets ein heikler Zustand, und daher sei die betroffene Person immer gefährdet, ins Krankhafte, also ins Depressive oder Manische, abzurutschen, wobei Theophrast zwischen akuten und chronisch-krankhaften Zuständen unterscheidet. Daher könnten »normale« Menschen auch vorübergehend die genannten Krankheiten bekommen, geniale Melancholiker aber auch akut krank werden oder sogar dauerhaft manisch / depressiv. Theophrast stellt also eine Verbindung von Genie und (akutem / krankhaften) Wahnsinn, Genie und (akuter / krankhafter) Melancholie und von beiden Formen des Wahnsinns und der Melancholie her. Zumindest ansatzweise zeigt Theophrast in seiner Humoralpathologie zum ersten Mal in der abendländischen Philosophie die bipolare Struktur der Melancholie auf.
Tellenbach bemerkt dazu, daß sich diese Antinomik nicht nur auf den Bereich beziehe, der heute bipolare Psychose bezeichnet werde, sondern vielmehr das Menschsein als Ganzes dabei im Auge behalte:

> Nur weil der Mensch hinsichtlich seiner Seinsmöglichkeiten Hyperbole sein kann, gibt es eine Krankheit, die »zirkuläre Psychose« heißt.[273]

Ähnlich bemerkt auch Theunissen den anthropologischen Status von Melancholie bei Theophrast; denn für letzteren

> … ist überhaupt niemand denkbar, der nicht wenigstens ein bißchen von dem in sich hätte, was Menschen zu Melancholikern macht.[274]

Auch wenn die Betrachtung der Melancholie eine lange Geschichte hat und sich dadurch immer wieder Differenzierungen im Verständnis ergaben, ist dennoch die ursprüngliche Verknüpfung des Genialen mit dem Melancholischen ideengeschichtlich bis in unsere Tage hinein lebendig geblieben.

273 Tellenbach, 1983, S. 15.
274 Theunissen, 1996, S. 10.

So widmete Goethe in seiner Sammlung *Sprichwörtlich* dieser Beziehung folgende Verse:

> Zart Gedicht, wie Regenbogen
> wird nur auf dunklem Grund gezogen;
> Darum behagt dem Dichtergenie
> Das Element der Melancholie.[275]

Während also diese Beziehung selbst immer wieder bestätigt worden ist, erst recht wenn Melancholie von »Irrsinn« allgemein geschieden wird, bleibt die Frage nach den Bedingungen bzw. Ursachen dieses Zusammenhangs bestehen. Theunissen faßt diesen Aspekt so zusammen:

> Zum Überraschenden gehört die Selbstverständlichkeit, mit der sie [die zentrale Frage von Theophrast: Warum sind alle Überragenden (perittoí) Melancholiker?] voraussetzt, daß das Negative tatsächlich der Ermöglichungsgrund des Positiven sei. Gefragt wird ja nicht, *ob* die Überragenden, die *ingeniosi* der Rennaissance, Melancholiker seien. In Frage steht nur die Ursache für die als evident geltende Tatsache, daß sie es sind.[276]

Welche Ursachen wurden angeführt? Im Sinne der Vier-Säfte-Lehre aus dem Corpus Hippocraticum bemerkt hierzu Theophrast:

> Wenn ihre Verfassung besonders stark (mit dem Saft der schwarzen Galle) gesättigt ist, sind sie zu hohem Maße Melancholiker, wenn sie aber einigermaßen gemischt sind, sind sie außergewöhnliche Menschen.[277]

Auch Theophrast geht von der Humoralpathologie aus. Allerdings steht hier ja nicht das Maß der Sättigung an schwarzem Gallensaft allein im Vordergrund. Vielmehr entscheidet ebenso die Temperierung der schwarzen Galle darüber, ob die Melancholie sich krankhaft oder schöpferisch auswirke. Letztlich werden also im antiken Denken die Ursachen in der Harmonie bzw. Disharmonie des inneren Körpermilieus gesehen.
Mit dem Erstarken des Christentums verschwindet, von bedeuteten Ausnahmen abgesehen, der Zusammenhang von Genialität und Melancholie aus dem Blickfeld. Der Grund hierfür ist ein dramatischer Perspektivenwechsel innerhalb des Melancholieproblems, das nun nicht mehr im Rahmen von

275 vv. 313ff.
276 Theunissen, 1996, S. 9.
277 Zitiert aus: Lambrecht, 1994, S. 33.

Gesundheit bzw. Krankheit betrachtet wird, sondern mit dem Begriff der Acedia (Trägheit des Herzens) unter Sündenverdacht gerät.[278] Diese resultiert daraus, daß der Melancholiker sich mit seiner trübsinnigen Innenschau gleichermaßen von Gott abwendet und sein Lebensüberdruß als Zweifel am göttlichen Heilgeschehen gesehen wird. Indem der Betroffene diesen Zweifel »leichtsinnig« geschehen läßt, maßt er sich eine Freiheit an, die das Band zwischen Gott und Mensch in Frage stellt. Dies war Grund genug, die schwermütigen Seelen zu verbannen und zu verfolgen. Demgemäß wurde der Acedia, im Gegensatz zur Melancholie, auch kein schöpferisches Moment mehr zugestanden. Mit Beginn des Aufklärungsjahrhunderts verschwindet wiederum der Begriff der Acedia. Lambrecht führt dies auf die »zunehmende innere Distanz zur Kirchenlehre, sei es aus verhohlenem Atheismus oder aus mehr oder weniger unverhohlener religiöser Gleichgültigkeit«[279] zurück. Im Sturm und Drang (in der Geniezeit) wird auch der Zusammenhang von Genie und Melancholie wieder zu einem Leitmotiv und die Melancholie als geniale Krankheit beschrieben, deren literarische Ausformung in Goethes *Torquato Tasso* gipfelte.

In neuerer Zeit hat Wilhelm Szilasi das Verhältnis von Genialität und Melancholie in seinem Hauptwerk berücksichtigt: Melancholie sei eine Bedingung für die am Ideal des Philosophen ausgerichtete Genialität. In Anlehnung an Theophrast ist für Szilasi die Melancholie »strukturmäßige Bedingung der Möglichkeit der philosophischen Existenz«.[280]

Tellenbach kommentiert hierzu:

> Wie Szilasi die Melancholie versteht, ist sie als ein Sich-Hinaushalten ins Dunkle und Sich-Aushalten im Dunkeln um des Hellen willen das, was Nietzsche unter der Krankheit aus der großen Gesundheit versteht.[281]

Auch Lambrecht hat sich in einer Monographie zur Melancholie explizit diesem Thema gewidmet:

> Weshalb mußte im 4. Jahrhundert v. Chr., in jenem Selbstreflexionsprozeß des antiken Menschen, den die Griechen Philosophie nannten, im Peripatos ihres größten Denkers, Aristoteles, dieses Problem, die Frage nach der *Melancholie der Besten*, so gestellt werden?

278 Ebd., S. 41 ff.
279 Ebd., S. 50.
280 Zitiert aus: Tellenbach, 1983, S. 11.
281 Ebd., S. 12.

> Denkbare Rückfrage: Warum wird es denn im 20. Jahrhundert, in jenem Selbstreflexionsprozeß des modernen Menschen, den wir heute neben Philosophie noch einerseits die Geisteswissenschaften, andererseits die Geisteskrankheitswissenschaften, nämlich Psychiatrie und Psychopathologie, nennen, in der kulturwissenschaftlichen Strömung der anthropologisch-hermeneutischen Schule mit unvermindertem Interesse erneut bzw. immer noch gestellt?
> Eine Antwort darauf ist zunächst nur Vermutung, wird aber jedenfalls auf eine Selbstbetroffenheit der Philosophie durch diese Frage nach der Melancholie der Besten hinauslaufen.[282]

Nachdem Lambrecht in vielfältigen Analysen und Betrachtungen dem Melancholieproblem nachgespürt hat, kommt er zu der These,

> ... daß ein Ungleichgewicht zwischen Sehnsucht und Hoffnung bei der Suche nach dem Glück und dem Streben nach individueller Sinnerfüllung das Gemeinsame dieser Phänomene [dem Melancholieproblem] darstellt.[283]

Sehnsucht und Hoffnung korrespondierten normalerweise miteinander und stünden entsprechend in einem labil-dynamischen Gleichgewicht. Allerdings:

> Bei hoher Zielsetzung sind nun aber gewisse – zumindest temporäre – Defizite an Hoffnung (bzw. Erfüllung) nicht zu vermeiden. Der Weg zum Erfolg verläuft selten einsinnig progressiv, also ohne vorübergehende Enttäuschungen und Rückschläge.[284]

Schließlich resümiert Lambrecht:

> Insofern erscheint mir Melancholie in begrenzter Stärke und Dauer als eine Art schöpferischer Pause, als ein Atemholen der Psyche, geeignet, neuen Mut und neue Zuversicht zu gewinnen, also als ein Prozeß, aus dem heraus sich die Motivation und Kreativität neu beleben.[285]

282 Lambrecht, 1994, S. 15.
283 Ebd., S. 246.
284 Ebd., S. 247.
285 Ebd., S. 248.

Vor dem Hintergrund der Zusammenhänge von Angst und Melancholie einerseits, Melancholie und schöpferischen Impulsen andererseits bringt Heidegger den Zusammenhang von Angst und schöpferischen Impulsen prägnant zum Ausdruck, wenn er bemerkt:

> Sie [die Angst] befreit *von* »nichtigen« Möglichkeiten und läßt freiwerden *für* eigentliche.[286]

In Lambrechts und Heideggers Äußerungen sind somit unverkennbar die gesunden Aspekte der Melancholie bzw. Angst angesprochen.

Obwohl Genie von vielen Faktoren wie Begabung etc. abhängt, läßt sich zumindest aus struktureller Sicht der hier vorgestellte Ansatz einbringen. Das Zusammenspiel von Melancholie und Genialität ist Ausdruck des polaren Verhältnisses von Angst und »genialer Spontaneität«[287], die durch den Prozeß der gegenseitigen Abstoßung und Forderung in ein dynamisches Ungleichgewicht geraten und sich dabei jeweils potenzieren. Im Unterschied zu Melancholie und Manie kommt es aber nicht zu einer Autonomisierung der Pole, sondern beide greifen ineinander und erhalten dadurch ihren gemeinsamen Sinnbezug. Das Zusammenspiel zeigt sich u. a. in einer intensiven Spannung zwischen Reflexion und Einfallsgeschehen, die nicht Selbstzweck, sondern im kreativen Prozeß aufeinander bezogen sind. Letztlich ist die melancholisch gefärbte Reflexion ein Prozeß, in dem der Grund frei geräumt wird, auf dem mögliche Einfälle dann um so treffender »landen« können. Je schwerer die Arbeit des Freiräumens, desto klarer und heller ist das Einfallsgeschehen.

9.2 Exkurs III: Kriterien des Freiheitsbegriffs in der Psychopathologie

Jenseits der Betonung des schöpferischen Momentes werden seelische Gesundheit auch als individuelle Freiheit und psychische Krankheiten als Formen der Unfreiheit verstanden. Daß diese Freiheit nicht primär Willensfreiheit, sondern eine der Willensfreiheit vorgelagerte (und damit eher eine spontane) Freiheit ist, soll hier kurz skizziert werden.

286 Heidegger, 1993, S. 344.

287 Zur genialen Spontaneität siehe auch schon Johann Georg Hamanns *Fünf Hirtenbriefe das Schuldrama betreffend.*

Innerhalb einer grundsätzlichen Gegenstandsbestimmung der Psychopathologie hat Blankenburg darauf hingewiesen, daß nicht etwa abweichendes Verhalten, sondern vielmehr beeinträchtigtes Erleben und Sichverhalten-Können leitender Bezugspunkt der Psychopathologie sein sollte.

> Es geht nicht darum, ob jemand sich so oder so verhält, nicht um Verhalten als fertiges Produkt, sondern um Freiheitsgrade im Produzieren-können eines wie auch immer gearteten Verhaltens. Nicht ob jemand sich abweichend (unangepaßt) verhält, ist psychopathologisches Problem ..., sondern ob er sich nicht angepaßt oder auch (wenn es Gründe dafür gibt) sich nicht *un*angepaßt verhalten kann. Auf das Können bzw. Nichtkönnen kommt es an. Ein Sich-nicht-abweichend-verhalten-Können ist im Grunde ebensosehr psychopathologisches Symptom (und als solches zu analysieren) wie ein Sich-nicht-anders-als-abweichend-verhalten-Können.[288]

Blankenburg knüpft mit dieser Sichtweise explizit an die These von Henri Ey an, der, wie Blankenburg anmerkt, die Psychiatrie als »pathologie de la liberté« auffaßte. Freiheit und insbesondere deren Verlust als Beeinträchtigung von Freiheitsgraden im Erleben und Sichverhalten-Können ist, so Blankenburg, unumgänglicher Bezugspunkt der Psychopathologie. Daß es sich hierbei nicht, zumindest nicht ausschließlich, um Willens- oder Handlungsfreiheit handelt, ist evident, weil reine Willensanstrengung weder in eine psychische Krankheit hinein noch aus dieser heraus führt. Das Leerbleiben von bloßen Willensanstrengungen ist vermutlich eine der häufigen Erfahrungen von Betroffenen und Therapeuten.

In Anlehnung an Blankenburg ergibt sich hieraus, daß individuelle Freiheit als seelische Gesundheit nicht mit dem Wollen ansetzt, sondern mit dem Können, d. h. einer Freiheit des Wollens muß eine Freiheit des Könnens vorangehen, wenn jene Freiheit nicht leer bleiben soll. Das Verhältnis beider Weisen der Freiheit und ihr Bezug zu seelischer Gesundheit und Krankheit hat Albert Görres prägnant zusammengefaßt:

> Seelische Gesundheit als Ordnung, seelische Krankheit als Unordnung im Bereich unwillkürlicher, vorpersonaler psychischer Vorgänge und der sie tragenden Strukturen, im »ordo sentiendi«, ist zu unterscheiden von der Ordnung und Unordnung in den freiwilligen Willensakten und sittlichen Handlungen der Personmitte (ordo consentiendi). Seelische Krankheit

288 Blankenburg, 1978, S. 141 f.

beeinträchtigt die Funktionstüchtigkeit, das »Können«, das dem guten oder bösen Willen vorausliegt.[289]

In besonderer Weise läßt sich bei Karl Jaspers das Charakteristische beider Weisen der Freiheit und ebenso ihr Verhältnis zueinander aufzeigen. Zum Willen bemerkt Jaspers:

> Als Leben, Denken und Geist *plant* der Mensch, ordnet mit Bewußtsein, diszipliniert sich. Sein *Wille* läßt ihn aus seiner Umwelt und sich selber machen, was er will. Dieser Wille, ständig im Kampf mit dem Widerstand, zerstört, wo er mechanisiert und das Eigenleben der Ursprünge zum Erlöschen bringt: als formaler Wille. Er wird, im Dienst der umgreifenden Gehalte stehend, Erscheinung des sich im Kampf hervorbringenden Menschen: als großer Wille.[290]

Die Freiheit des Willens ist aber nicht die ursprüngliche Freiheit des Menschen, deren Verwirklichung bzw. Verlust mit über psychische Gesundheit und Krankheit entscheidet. Diese Freiheit faßt Jaspers wie folgt:

> In seinem Selbstsein schafft er [der Mensch] doch nicht sich selbst; er muß sich geschenkt werden, er weiß nicht woher. Seine tiefste Freiheit ist nicht durch ihn selbst, sondern gerade in ihr weiß er um die Transzendenz, durch die er frei in der Welt ist. Immer kann sich der Mensch nur dadurch hervorbringen, daß er anderes ergreift, nur dadurch sich erkennen, daß er anderes denkt und erkennt, nur dadurch sich vertrauen, daß er einem anderen, der Transzendenz, vertraut ...[291]

Wenn Spontaneität im allgemeinen als »sich sprunghaft hinwendende Bereitschaft zu etwas« (Kapitelabschnitt 4.1) und metaphorisch als »Sprung von mir, zu mir im anderen, über das Nichts« (Kapitelabschnitt 4.3) definiert wird, so ist hier eine unmittelbare Nähe zu Jaspers' Freiheit als Transzendenz evident. In Anlehnung an das Phänomen des Sprunges im Seelischen, wie es von Kierkegaard beschrieben wird, spricht auch Jaspers von dem »Sprung zu mir als Freiheit«.[292]

289 Görres, 1958, S. 199f.
290 Jaspers, 1973, S. 637.
291 Ebd., S. 637f.
292 Zitiert aus: Quitmann, 1996, S. 76. In einem entsprechend komplementären Verhältnis stehen Angst und Freiheit zueinander. Dazu Heidegger: »Die Angst offenbart im Dasein das *Sein zum* eigensten Seinkönnen, das heißt das *Freisein für* die Freiheit des Sich-selbst-wählens und -ergreifens. Die Angst bringt das Dasein vor sein *Freisein für* ...« (1993, S. 188).

Insgesamt wird auch hier deutlich, daß (schöpferische) Freiheit als Fundament für seelische Gesundheit im wesentlichen gleichbedeutend ist mit Spontaneität, die geschieht bzw. sich selbst vollzieht und nicht willkürlich herbeigeführt werden kann.

10 GRUNDLEGUNG DER DUALEN STRUKTUR DER SPONTANEITÄT

10.1 Zum Verhältnis der Spontaneität der Selbstbewegung und der Selbstveränderung

In Kapitelabschnitt 3.4 ist bereits auf die Dichotomie der Spontaneität hingewiesen worden, indem die Spontaneität der Selbstbewegung und die der Selbstveränderung postuliert worden sind. Erstere ist die Voraussetzung für die Räumlichung und letztere für die Zeitigung des Menschen. Im folgenden wird der qualitative Unterschied beider Spontaneitäten begründet.

Beispielhaft und in pragmatischer Kürze können in einem ersten Schritt entsprechende Unterschiede am Verhältnis von Wahrnehmen und Denken erläutert werden. Denn gerade an diesen psychischen Akten lassen sich sowohl die relative Verschränkung beider Spontaneitäten, aber auch deren qualitative Unterschiede aufzeigen. Darüber hinaus werden durch die Klärung des Verhältnisses der beiden Spontaneitäten weitere Grundlagen geschaffen, um die bisher besprochenen psychopathologischen Phänomene tiefer zu differenzieren, insbesondere das Verhältnis von rein räumlichen und spezifischen Phobien und ebenso die strukturellen Ähnlichkeiten von Zwang und spezifischen Phobien.

In einem ersten Schritt muß Wahrnehmung der Spontaneität der Selbstbewegung und Denken der Spontaneität der Selbstveränderung zugeordnet werden. Der erstgenannte fundamentale Zusammenhang ist eindrücklich von Ludwig Landgrebe beschrieben worden, der Sinnlichkeit als »... das spontane Zusammenspiel von kinästhetischen Bewegungen ...«[293] faßt. Vor jeder Reflexion

> ... [ist es] das System kinästhetischer Bewegungen, in dem sich unsere Welt für uns erschließt. »Welt« ist – konkret verstanden – nichts anderes als der *Spielraum der Möglichkeiten des Sich-bewegens* ...[294]

293 Landgrebe, 1983, S. 134.
294 Ebd., S. 134. Desweiteren hat insbesondere Viktor v. Weizsäcker den unmittelbaren Zusammenhang von Wahrnehmung und Bewegung innerhalb seiner Theorie zum Gestaltkreis aufgezeigt.

Mit dem Hinweis auf den Schematismus wurde bereits oben gezeigt, daß das Denken bzw. die Spontaneität des Denkens elementar mit der Spontaneität der Selbstveränderung verflochten ist. Vor dem Hintergrund von Böhmes: »Man kann nichts denken, wenn einem nichts einfällt« (vgl. S. 82) verdeutlicht diesen Zusammenhang aber insbesondere das Einfallsgeschehen. Der Einfall ist als ein wesentlicher Modus des Denkens gleichermaßen Ursprung von erlebnismäßiger Veränderung.

In seiner Arbeit *Die Imagination* hat Sartre ebenfalls das Verhältnis von Wahrnehmung und Denken aufgegriffen. Auch wenn es ihm zentral um die Bestimmung der phänomenalen Struktur des vorgestellten Bildes geht, zeigt er gerade in diesem Zusammenhang die Spannung zwischen Wahrnehmung und Denken auf.

Im Rahmen einer kritischen Überprüfung der wesentlichen Beiträge aus Philosophie und Psychologie zu dieser Thematik zeigt Sartre, daß das Bild überwiegend und fälschlicherweise als eine Art Wiederaufleben einer Wahrnehmung begriffen wurde. Dagegen weist Sartre nach, daß das Bild als Bewußtseinsstruktur mit intentionaler Struktur eine Art Denken sei:

> Wenn also das Bild Bewußtsein ist, ist es reine Spontaneität, das heißt Bewußtsein von sich [*conscience de soi*], Transparenz für sich, und es existiert nur in dem Maße, wie es sich kennt [*se connait*]. Somit ist es kein sinnlicher Inhalt. Es ist absolut müßig, das Bild als etwas darzustellen, was »rationalisiert«, was »von Denken durchdrungen« ist. Es ist ganz das eine oder ganz das andere: es ist ganz und gar Denken – und dann wird man *durch* das Bild denken können; oder es ist sinnlicher Inhalt, und in diesem Fall wird man *gelegentlich* [*à l'occasion*] eines Bildes denken können. In diesem zweiten Fall aber wird das Bild vom Bewußtsein unabhängig: es *erscheint* dem Bewußtsein nach den ihm eigenen Gesetzen, aber es *ist nicht* Bewußtsein. Und dann ist dieses Bild, das man erwarten, dechiffrieren, beobachten muß, ganz einfach *ein Ding*.[295]

Dazu äußert er grundsätzlich auch:

> ... das wahrgenommene Objekt stellt sich dem Denken entgegen und zwingt sich ihm auf ...[296]

295 Sartre, 1982, S. 210.
296 Ebd., S. 198.

Und:

> Wenn es aber *so* ist, daß das Bild Denken ist, dann ist die Wahrnehmung kein Denken.[297]

Durch die phänomenologische Analyse des vorgestellten Bildes gelingt Sartre also der Nachweis eines qualitativen Unterschieds zwischen Wahrnehmung und Denken. Dieser Unterschied bedeutet selbstverständlich nicht, daß sich Wahrnehmung und Denken unabhängig voneinander vollziehen müssen. Die natürliche Erfahrung zeigt eine vielfältige, wechselseitige Beeinflussung von Wahrnehmen und Denken, und je nach Situation kann im subjektiven Erleben das Denken der Wahrnehmung folgen wie auch umgekehrt. Letztendlich sind aber beides Akte der jeweiligen Spontaneitäten, die in ihrem Kern autonom sind. Und erst vor dem Hintergrund dieses »integralen Parallelismus« sind die hier untersuchten psychopathologischen Sachverhalte als spezifische Spontaneitätsverluste zu verstehen. Analog gilt insgesamt dasselbe Verhältnis für Angst und Furcht, die in gleicher Weise autonome Erlebnisqualitäten darstellen und sich dennoch, aufgrund ihrer ähnlichen strukturellen Bedingtheit, mehr oder weniger überlappen können. Aus diesen Ergebnissen lassen sich nun weitere psychopathologische Erlebensweisen näher erfassen.

10.2 Schlußfolgerungen aus psychopathologischer Sicht

Zunächst sei dieser »integrale Parallelismus« noch einmal am Zwangsgeschehen verdeutlicht. In Kapitelabschnitt 7.2 wurde gezeigt, daß das Zwangsphänomen seinen Ursprung in einem Verlust der Spontaneität der Selbstveränderung hat. Aufgrund einer Projektion, die nur wegen der (relativen) Verflechtung von Wahrnehmung/Bewegung und Denken/Veränderung bzw. der jeweiligen Spontaneitäten und ebenso ihrer Verlustbereiche möglich ist, wird die ursprünglich melancholische Störung, mit dem Sinn der Angstabwehr, in etwas phobisch Anmutendes verlagert. Die eigentlich melancholische Angst wird vergegenständlicht, indem sie an erstarrten Fragmenten, die nun Objekt des Zwanges geworden sind, fixiert werden.
In demselben Abschnitt wurde außerdem von einer wechselseitigen Beeinflussung ausgegangen, d. h. daß prinzipiell auch die Möglichkeit angenom-

297 Ebd., S. 200.

men werden kann, einen pathologisch relevanten Verlust der Spontaneität der Selbstbewegung auf etwas, das wie Angst anmutet, zu projizieren. Eine solche umgekehrte Projektion ist aber kaum vorstellbar. Zum einen würde die Verlagerung des Phobischen in das Melancholische als Angstabwehr keinen Sinn machen, da die Angst noch unangreifbarer wäre und zu stärkerer psychischer Beeinträchtigung führen würde. Melancholie ist die schwerere Störung, die im Gegensatz zur Phobie psychotisch entgleisen kann. Aus der Melancholie gibt es erst einmal kein Entrinnen. Der Phobiker muß nur die scheinbar bedrohliche Situation verlassen, um sich zu entlasten.

Dagegen läßt sich die Verschränkung von phobischem und melancholischem Geschehen (und damit von Furcht und Angst) aufzeigen, wenn Furcht sich auf etwas Bestimmtes bezieht, das noch in der Zukunft liegt, wenn also das Furchtobjekt eine zeitliche Erstreckung hat. So kann Furcht vor einem Arbeitsplatzwechsel oder vor einem Wohnungswechsel oder vor einer Operation, die in einem halben Jahr notwendig wird, durchaus depressive Stimmung nach sich ziehen. Diese ist aber, als etwas Sekundäres, der eigentlichen Furcht nachgeordnet. Sobald das Furchtobjekt überwunden ist, hat sich auch die Grundlage für die depressive Stimmung aufgelöst. Bezieht sich aber die Furcht »lediglich« auf etwas Mögliches bzw. Hypothetisches, das die Zukunft bringen kann, liegt eher schon wieder ein melancholisches Grundgeschehen vor. Beispiel ist hier die Hypochondrie, die noch im letzten Jahrhundert als Synonym für Melancholie stand.

Ebenso wird in der Melancholie der Raum und die Räumlichung des Betroffenen verfremdet, so daß an sich unbegründete oder gar phobisch anmutende Furcht, insbesondere in sozialen Kontexten, entstehen kann. Aber auch dieses abgewandelte Raumerleben ist ein nachgeordnetes Begleitsymptom der Melancholie und damit melancholieunspezifisch.[298]

Doch kehren wir zurück zur Projektion von Spontaneitätsverlusten. In gewisser Hinsicht läßt sich eine Analogie zur Projektion melancholischer Angst in Zwangsgeschehen auch im Bereich des Phobischen aufzeigen. In Kapitel 2 konnte insbesondere an den Raumphobien (Agora- bzw. Klaustrophobie) das Versagen der Räumlichung durch einen fundamentalen Verlust der Spontaneität der Selbstbewegung verdeutlicht werden. Unklar blieb

298 Ein eigenes Kapitel würde in diesem Zusammenhang das Phänomen der Furcht vor dem (unmittelbaren) Tod erfordern. Hier zeigt sich wohl die höchstmögliche Indifferenz von Angst und Furcht und somit womöglich eine eigene Qualität von Angst-/Furchtgeschehen.

noch die innere Verbindung der räumlich ausgerichteten Phobien mit den gegenständlichen bzw. den spezifischen Phobien.

Diese Frage ist bis heute generell ungelöst.[299] So wird in der Verhaltenstherapie keine grundsätzliche Differenzierung gemacht, sondern alle Formen der Phobie auf die gleichen ursächlichen Lern- und Verhaltensmuster (Vermeidungsverhalten, Konditionierung, Verstärkung etc.) zurückgeführt und mit vergleichbaren therapeutischen Methoden behandelt. Im Gegensatz dazu führt die Psychoanalyse jeden phobischen Inhalt auf individuelle Verdrängungsprozesse zurück und versagt darin, grundsätzliche Bedingungsmöglichkeiten für Phobie überhaupt aufzuzeigen.

Mit dem Beispiel des Zwangsphänomens als einer Projektion, die reine Angst vergegenständlicht, läßt sich dagegen nun auch ein inneres Band zwischen den Raum- und den Gegenstandsphobien aufzeigen. So wie im Zwang eine ursprünglich gegenstandslose Angst schließlich vergegenständlicht wird, sind auch spezifische Phobien auf Projektionen basierende Verobjektivierungen einer im Kern eher diffusen räumlichen Phobie. Beide Formen der Projektion haben den Sinn, unbestimmtes Bedrohungserleben an etwas zu konkretisieren. So gesehen verhält sich Zwang zu Melancholie wie spezifische Phobien zu Agora- und Klaustrophobie.

Agora- und Klaustrophobie stehen dabei als Formen reinen Räumlichungsversagens der Melancholie als Zeitigungsversagen gewissermaßen diametral gegenüber. Zwang und spezifische Phobien sind dagegen als projektive Abwandlungen der Reinformen in einer Bewegung des Aufeinanderzu (siehe Abbildung in Kapitelabschnitt 12.2) und im Grenzbereich mitunter kaum voneinander zu unterscheiden. Tatsächlich lassen sich zwanghafte Angst vor Ansteckung und eine Bakterienphobie zunächst in der Kernsymptomatik nur schwer differenzieren. Auf der anderen Seite sind die grundsätzlichen Differenzen dann doch in der Regel feststellbar. Denn im Zwangsgeschehen sind es, trotz des phobisch anmutenden Erlebens, in der Regel die Zwangsgedanken (Zweifel etc.), die quälen, während es in der spezifischen Phobie eben die phobischen Objekte sind, die nicht gedanklich, sondern auf der Ebene der Wahrnehmung konstituiert werden.

Daher können nicht nur Melancholie und Manie und die reinen Raumphobien, sondern ebenso ihre projektiven Verzerrungen in Form von Zwang und spezifischer Phobie auf Verluste der Spontaneität zurückgeführt und damit als Formen fundamentaler Unfreiheit verstanden werden.

299 Davison, Neale, 1988, S. 165.

11 ZUR DIVERGENZ PSYCHOTHERAPIETHEORETISCHER GRUNDPOSITIONEN

In diesem Abschnitt sollen nun einige Hypothesen skizziert werden, die sich aus der Angst-Spontaneitätsstruktur[300] für den Bereich der Psychotherapie ergeben. Zunächst einmal ist das, was sich aus dem Selbstregulierungspotential der polaren Spannung von Angst und Spontaneität ergibt, sicherlich ein Modell zur Beschreibung von Selbstheilungsprozessen bzw. von dem Phänomen der Spontanremission, dem Abklingen der Symptome ohne äußere Einwirkung. Angst und Spontaneität stoßen sich ebenso voneinander ab, wie sie sich gleichermaßen fordern. Darüber hinaus kann Psychotherapie indiziert sein, wenn diese Selbstheilungsprozesse gestört werden. Wann Psychotherapie die Methode der Wahl ist und was sie leistet, kann hier nicht näher erörtert werden. Statt dessen wird die Angst-Spontaneitätsstruktur versuchsweise als eine Art Schablone über die psychotherapietheoretische »Landschaft« gelegt. Dabei zeigt sich, daß traditionell divergierende Strömungen, insbesondere Psychoanalyse und Verhaltenstherapie, sich auch durch elementare Gemeinsamkeiten (Angstorientierung) auszeichnen, während neue Unvereinbarkeiten dieser beiden Therapierichtungen mit der dritten und vierten Kraft, den humanistischen und den systemisch-konstruktivistischen Verfahren, (zunächst) um so klarer hervortreten. Im weiteren lassen sich aber auch diese zu erläuternden Inkompabilitäten beseitigen. Gerade anhand der Angst-Spontaneitätsstruktur läßt sich verdeutlichen, daß die klassischen psychotherapeutischen Schulen an demselben Ursprung ansetzen, obwohl ihre Paradigmen sich zu widersprechen scheinen. Dieser gemeinsame Ursprung hat nämlich zwei Seiten und läßt sich entsprechend gegensätzlich interpretieren.
Für die verschiedenen Paradigmen kann die Angst-Spontaneitätsstruktur demnach gleichermaßen eine ordnende wie integrierende Funktion ausüben.

300 Mit Angst-Spontaneitätsstruktur ist hier ausnahmsweise die Furcht-Spontaneitätsstruktur (der Selbstbewegung) einbezogen, da die Angstkonzeptionen, auf die in diesem Kapitel Bezug genommen wird, keine entsprechende Differenzierung vornehmen.

Die integrierende Funktion wird zunächst am Beispiel von Psychoanalyse und Verhaltenstherapie beschrieben. Anschließend soll die ordnende Funktion aufgezeigt werden, indem jedes Paradigma eindeutig der Angst bzw. Spontaneitätsorientierung zugeordnet werden kann.

Im Wettbewerb um einen universalen Gültigkeitsanspruch von Störungs- und Therapietheorie stehen sich Psychoanalyse und klassische Verhaltenstherapie traditionell in ihren Grundannahmen diametral gegenüber, wenn auch nicht mehr mit der gleichen Schärfe wie noch vor einigen Jahrzehnten. Während die Psychoanalyse den Fokus auf in das Unbewußte verdrängte Inhalte und damit auf »Innerpsychisches« richtet, sucht die klassische Verhaltenstherapie weitgehend in äußeren Bedingungen die Ursachen für psychische Störungen. Bemerkenswert erscheint die Entgegensetzung der Grundannahmen insbesondere im Zusammenhang systematischer Evaluationsforschung, aus der im wesentlichen hervorgeht, daß beide Therapieformen (und andere ebenso) »irgendwie« wirken, wobei der Verhaltenstherapie derzeit ein gewisser Vorsprung attestiert wird.[301] Hieraus ergeben sich u. a. zwei zentrale Konsequenzen. Zum einen haben ätiologiespezifische Basisannahmen offenbar nicht die Bedeutung, die ihnen von den jeweiligen Schulen zugeschrieben werden. Zum anderen ergibt sich die Forderung nach einem allgemeinen Therapiemodell, das quasi alle Wirkfaktoren mit empirischer Evidenz unter einem Dach zusammenfaßt und entsprechend zu einer allgemeinen Psychotherapie führt. In einem solchen Modell würden sowohl die gemeinsamen als auch die individuellen Stärken der Therapieformen berücksichtigt und je nach Indikation eingesetzt.

Wie lassen sich an dieser Stelle die Psychoanalyse und Verhaltenstherapie vor dem Hintergrund der Angst-Spontaneitätsstruktur betrachten? Eine wesentliche Gemeinsamkeit, die beide Strömungen miteinander teilen, erscheint im ersten Moment völlig selbstverständlich und als Information im Grunde redundant. Erst der Hinweis auf die zweite Gruppierung, die sich von Psychoanalyse und Verhaltenstherapie in geradezu entgegengesetzter Weise abgrenzt, legt den Sinn dieser Betrachtung frei.

Das Gemeinsame von Psychoanalyse und Verhaltenstherapie ist, als integratives Moment, ihre Angstorientierung. Die zentrale Stellung der Angst läßt sich in beiden Paradigmen in vielfältiger Weise belegen. So hebt Freud in seiner Einführung in die Psychoanalyse hervor:

301 Dazu: Grawe, 1994.

> … es steht fest, daß das Angstproblem ein Knotenpunkt ist, an welchem die verschiedensten und wichtigsten Fragen zusammentreffen, ein Rätsel, dessen Lösung eine Fülle von Licht über unser ganzes Seelenleben ergießen müßte.[302]

Angst und Neurosenlehre sind entsprechend auf das engste miteinander verwoben:

> Trotz der Verschiedenartigkeit der Symptome *nimmt* die psychoanalytische Neurosenlehre *an*, daß alle neurotischen Zustände Spiegel verdrängter Angst sind.[303]

Wyss faßt die Bedeutung der Angst in den tiefenpsychologischen Schulen wie folgt zusammen:

> Alle Autoren der Schule sind sich darin einig, daß der Angst eine spezifische und entscheidende Rolle bei der Entstehung der Neurosen (und Psychosen sowie psychosomatischen Krankheiten) zukommt. Dabei ist es gleichgültig, ob Autoren wie Melanie Klein die Angst und die aus ihr folgenden Depression bereits in die ersten sechs Monate der kindlichen Entwicklung legen, oder andere Autoren die jeweiligen Stadien der Libidoentwicklung in engere Beziehung zur Angstentstehung setzen.[304]

Bevor im weiteren auch die Angstorientierung der Verhaltenstherapie aufgezeigt wird, muß zunächst geklärt werden, was mit dem Begriff der Verhaltenstherapie gemeint ist. Das ist erforderlich, da die »moderne« Verhaltenstherapie eine Vielzahl von Anleihen aus ursprünglich nicht-behavioristischen Konzepten entnommen hat. Hierdurch hat sie zweifelsohne ihre Behandlungsmöglichkeiten enorm erweitert, allerdings zu Lasten der Konsistenz ihrer theoretischen Grundannahmen (was wiederum einem erfolgreich behandelten Patienten egal sein kann). Wenn hier von Verhaltenstherapie gesprochen wird, ist entsprechend die Reinform gemeint, in deren Zentrum die Konditionierungslehre steht. Es ist kaum zu bestreiten, daß die Verhaltenstherapie, von ihren Anfängen bis heute, ihre größten Erfolge mit den daraus resultierenden Techniken, der systematischen Desensibilisierung und der Reizkonfrontation erzielt. Diese Verfahren sind wiederum zentrale

302 Freud, 1989, S. 380.
303 Davison, Neale, 1988, S. 162.
304 Wyss, 1972, S. 170.

Methoden der »Angst«- bzw. Phobiebehandlung. Man könnte es auch anders formulieren: Würden diese ursprünglichen therapeutischen Verfahren der modernen Verhaltenstherapie entzogen, so müßte für den Rest, der übrigbleibt, im Grunde ein neuer Begriff gefunden werden.

Gegen die Betonung der zentralen Angstorientierung von Psychoanalyse und Verhaltenstherapie kann, wie bereits erwähnt, eingewendet werden, daß dies im Grunde kein Erkenntnisfortschritt ist, da »Angst ... zu den Grundvorgängen seelischen Krankseins überhaupt [gehört]«.[305] Erst die Tatsache, daß Angst gleichursprünglich als elementares Spontaneitätsdefizit begriffen werden kann, legt den Sinn dieser Betonung und damit auch die oben angedeuteten Unvereinbarkeiten der Psychoanalyse und Verhaltenstherapie mit humanistischen und systemisch-konstruktivistischen Verfahren frei. Denn anders als Psychoanalyse und Verhaltenstherapie setzen humanistische und systemisch-konstruktivistische Therapieverfahren nicht bei einer Pathogenese mit dem Leitsymptom Angst an, sondern richten ihren Behandlungsfokus direkt auf das Spontaneitätsdefizit, d. h. auf die Unterstützung spontaner Veränderungen.[306] Aus einer bereits oben angekündigten ordnenden Metaperspektive läßt sich bereits hier feststellen, daß alle erwähnten Therapieformen grundsätzlich dasselbe betrachten, eben nur aus unterschiedlichen Blickwinkeln, die dann allerdings zu quasi entgegengesetzten Konsequenzen in der weiteren Therapie führen. So zielt zum Beispiel Steve de Shazer als renommierter Vertreter der Kurzzeitpsychotherapie, die als systemisches Verfahren der »vierten Kraft« zuzuordnen ist, nicht auf ein vergangenheitsorientiertes und damit deterministisches Therapiekonzept zur Angstbewältigung, sondern setzt auf spontane, zukunftsgerichtete Veränderungen der Störungen.

In seinem Buch *Wege der erfolgreichen Kurzzeittherapie* beschreibt de Shazer seine Grundannahmen folgendermaßen:

> Damit die Lösung rasch auftaucht, empfiehlt es sich, die »Vision« oder Schilderung einer erfreulicheren Zukunft zu entwerfen, die sich dann sozusagen in der Gegenwart breitmachen kann. Ist eine solche »realistische Vision« – als einer von mehreren in der Zukunft möglichen und erreich-

305 Tölle, 1991, S. 76. Hier muß allerdings hinzugefügt werden: mit Ausnahme der maniformen Störungen, weil Manie ja Angsterleben geradezu ausschließt.

306 Bereits die zentralen Konzepte des Konstruktivismus sind, wenn auch aus biologistischer Perspektive, fast schon Synonyme für Spontaneität wie etwa Selbstorganisation, Autopoiesis und Emergenz.

> baren Zuständen – ersteinmal konstruiert, dann entwickeln die Klienten häufig »spontane« Formen der Lösung ihrer Schwierigkeiten. Der Therapeut hat also die Aufgabe, die entsprechenden Hoffnungen und Erwartungen in seinem Klienten zu wecken. Das heißt, er muß zur Konstruktion einer Lösung (im Gegensatz zur traditionellen Therapie) nicht notwendig etwas über die Vergangenheit des betreffenden Menschen wissen und (im Gegensatz zu anderen Formen der Kurztherapie und bestimmten Formen der Familientherapie) nicht unbedingt genau darüber informiert sein, was das Problem am Leben hält. Überdies kann er (wie aus unseren Nachuntersuchungen hervorgeht) dauerhafte Veränderungen relativ rasch vorantreiben, wenn der Klient erst einmal »offen« erwartet, daß die Dinge sich ändern werden.[307]

Als ein besonders engagierter Vertreter dieser »vierten Kraft« in der Psychotherapie erweist sich Michael Angermaier, wenn er in krasser Abgrenzung zu den traditionellen Verfahren die Frage stellt: »Hat die klinische Psychologie ausgedient?«[308] Mit dieser Provokation bezieht er sich auf einen Sachverhalt, der in der Tat bemerkenswert ist, da dieser einen elementaren Widerspruch in der traditionellen Therapie darstellt und von ihren Vertretern bisher nicht ausreichend problematisiert wurde. Angermeier kennzeichnet diesen Widerspruch als »Problemhypnose«:

> Der Versuch eines Therapeuten, die Problemseite genauer zu analysieren, führt nicht selten, wenn nicht geradezu unausweichlich, immer tiefer in die Betrachtung des Problems und zu einer Verstärkung der Problemhypnose.[309]

Der therapeutische Widerspruch besteht, und dies gilt insbesondere für die Verhaltenstherapie, darin, daß der Patient im therapeutischen Prozeß standardmäßig zu einer problemzentrierten Selbstbeobachtung aufgefordert wird. Dies erscheint erst einmal kontraproduktiv, weil eine problemzentrierte Selbstbeobachtung ursprünglich ein zentraler Bestandteil einer jeden psychischen Störung (mit Ausnahme der Manie) ist, insbesondere wenn Angst, Depressivität und Zwang im Vordergrund stehen. Es ist demnach prinzipiell unverständlich, wie ein und dasselbe Phänomen die Störung

307 De Shazer, 1991, S. 13.
308 Angermaier, 1994, S. 1.
309 Ebd., S. 13.

ausmacht und aufrechterhält und gleichzeitig zu dessen Lösung beitragen soll.

Die Kurzzeittherapie versucht einen Ausweg aus diesem Dilemma zu zeigen, indem sie betont, daß im Grunde nicht das Problem, mit dem sich der Betroffene an den Therapeuten wende, die eigentliche Ursache sei, sondern das Festhalten an diesem Problem. Die Lösung des Problems bestehe also weniger in einer Auf- als vielmehr in einer Ablösung von dem Problem und die therapeutische Strategie in der Förderung von kleinen spontanen Veränderungen in die richtige Richtung. »Verbesserungen sind unvermeidbar«, wenn diese Veränderungen einträten.[310] Das Kühne an dieser Sichtweise ist die unterstellte Generalisierung dieses Effekts, d. h. immer wenn die Veränderungen einträten, begännen sich die (psychotherapeutisch erreichbaren) Störungen aufzulösen, egal wie sich diese im Einzelfall äußerten. In ähnlicher Weise setzt auch die Verhaltenstherapie auf eine (begrenzte) Generalisierung ihrer Effekte, wenn beispielsweise Phobien und Zwänge mit Reizkonfrontation behandelt werden. Und gerade die Verallgemeinerung dieser Wirkfaktoren bestätigt die Angst-Spontaneitätsstruktur als Heuristik für ursprüngliche Störungskategorien, aus der sich die jeweiligen konkreten Störungen (mit Ausnahme des schizophrenen Formenkreises) grundsätzlich ableiten lassen.

Die Zuordnung der beiden psychotherapeutischen Gruppierungen zu Angst- bzw. Spontaneitätsorientierung läßt sich noch an einem weiteren wesentlichen Kriterium verdeutlichen. Psychoanalyse und Verhaltenstherapie (wenn auch vergleichsweise nicht so stringent) weisen in ihren pathogenetischen Grundannahmen ebenso eine Vergangenheitsorientierung auf. Hieraus ergibt sich so gut wie zwangsläufig eine deterministische Sicht auf den Menschen und seine jeweilige Zukunft. Die spontaneitätsorientierten Verfahren setzen dagegen unmittelbar mit einer Zukunftsorientierung an, d. h. dem Betroffenen wird grundsätzlich ein positives, konstruktives Freiheitspotential zuerkannt, das kreativ zur Entfaltung gebracht werden kann. Die zeitigende und damit zukunfterschließende Funktion der Spontaneität, die in Kapitel 4 und 9 ausgearbeitet worden ist, wird in diesen Verfahren implizit mitberücksichtigt und als zentraler Bestandteil von Veränderungsprozessen gesehen.

310 Ebd., S. 15.

Fassen wir zusammen: Die Angst-Spontaneitätsstruktur als Schablone hebt zunächst eher die Gemeinsamkeiten von Psychoanalyse und Verhaltenstherapie und die Gegensätze beider zu systemisch-konstruktivistischen Verfahren hervor. Aus einer Metaperspektive verdeutlicht diese Struktur dann aber (und zeigt insbesondere erst einmal die Möglichkeit dafür auf), daß beide Seiten grundsätzlich das gleiche fokussieren, aber entgegengesetzt interpretieren.

Auch die anderen Verfahren ließen sich diesem Spektrum grob zuordnen. Den kognitiven Verfahren kommt ungefähr eine mittlere Stellung zu. Die Methoden der kognitiven Umstruktuierung und der sokratische Dialog lassen eine Spontaneitätsorientierung erkennen, während rationale (-re) kognitive Muster eher in einem »klassischen« Lernprozeß erworben werden. Die Gesprächspsychotherapie hat bereits unverkennbar konstruktivistische Anteile (Selbstaktualisierungstendenz, Autonomie etc.) und kann als Vorbereiter der systemisch-konstruktivistischen Therapie angesehen werden,[311] wie insbesondere auch die Logotherapie von Viktor Frankl. Ebenso hat die humanistische Position mit ihrer Betonung von Selbstverwirklichung und positiver Freiheit eine unverkennbare Spontaneitätsorientierung. Es bleibt hier die Frage, ob es, von einem allgemeinen Standpunkt aus, möglich ist, der einen oder anderen Vorgehensweise den Vorzug zu geben. Grundsätzlich ist der Lösungsweg der systemisch-konstruktivistischen Verfahren als Alternative zu sehen. Ob aber der Gang dieses Weg gelingt, hängt eben zentral von der Kreativität des Therapeuten und des Klienten ab.

311 Kriz, 1990, S. 197.

12 SCHLUSSBETRACHTUNG

12.1 Der polare Verstehensansatz: Kritik und Notwendigkeit

Karl Jaspers bemerkt in seiner *Allgemeinen Psychopathologie*:

> Das Seelenleben und seine Inhalte sind zerspalten in Gegensätze. Durch Gegensätze aber hängt alles wieder zusammen.[312]

Weiter führt er aus:

> Verstehbarkeit ist an Gegensätzlichkeit gebunden.[313]
> Überall muß das Verstehen den Gegensätzlichkeiten nachgehen. Diese Gegensätzlichkeiten vor Augen führen, hieße die gesamte Psychologie durchgehen. ... Wir brauchen einen universalen Blick auf das Gegensätzliche: ...[314]

Gleichzeitig warnt Jaspers vor der »Verfestigung psychopathologischer Auffassungen in verabsolutierten Gegensätzen«.[315] Als Beispiele nennt er den Freudschen Gegensatz von Objektbesetzung und Narzißmus, Extraversion und Intraversion von Carl Gustav Jung und den Geist als Widersacher der Seele bei Ludwig Klages. Diese Gegensätze haben ihren Sinn für das Verstehen insoweit eingebüßt, als sie auf die Totalität des Menschen abzielen. Der Mensch ist aber, so eine philosophische Grundüberzeugung von Jaspers, in seiner Totalität nicht erkennbar.
Auch die vorliegende Studie spannt, innerhalb der herausgearbeiteten polaren Strukturen, einen großen Bogen von anthropologischen Normen zu psychopathologischen Phänomenen, und es ist nicht auszuschließen, daß dieser Bogen an manchen Stellen überspannt ist. Allerdings war es zentrales Anliegen, die erarbeiteten Begriffe und Strukturen möglichst präzise zu bestimmen, so daß auch deren Begrenzungen, etwa in Bezug auf Schizophrenie,

312 Jaspers, 1973, S. 283.
313 Ebd., S. 287.
314 Ebd., S. 283.
315 Ebd., S. 287.

deutlich werden. Darüber hinaus haben gerade die hier überarbeiteten Begriffe wie Angst und Spontaneität eine entsprechende Reichweite, um etwa v. Gebsattels Forderung zu entsprechen, daß neue psychopathologische Erkenntnisse idealerweise aus einer anthropologischen Ausgangsposition heraus entwickelt werden. Wo dies gelingt, ist die Grundlage für ein umfassendes Verständnis von psychopathologischen Phänomenen geschaffen.

12.2 Abbildung: Die Polarität der Psyche

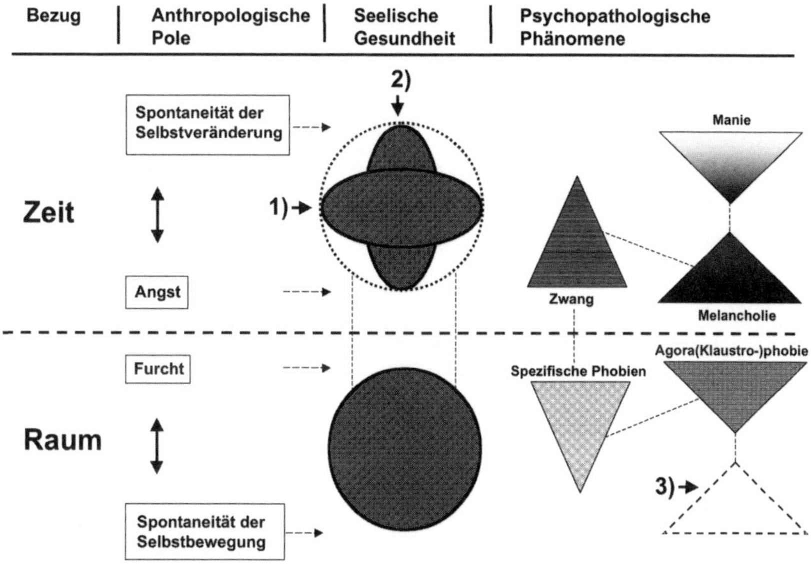

Erläuterungen:

Die geometrischen Flächen geben vereinfacht das Verhältnis der beschriebenen Erlebensweisen zu Zeit und Raum sowie zu den anthropologischen Polen wieder.

Zu 1): Diese Fläche entspricht den Ausführungen zu Kap. 5.

Zu 2): Diese Fläche entspricht den Ausführungen zu Kap. 9.

Zu 3): Diese Option wurde hier nicht explizit behandelt. Vorstellbar ist in diesem Zusammenhang euphorisches Erleben innerhalb von Bewegungsexzessen, z. B. insbesondere bei intensivem Tanz, Spiel etc., aber vor allem bei Kindern. Ebenfalls können Formen des Bewegtwerdens zu Euphorie führen, z. B. extremes Beschleunigen durch Fahren mit Sportwagen, Achterbahn, Motorrad oder Bungeespringen etc.

LITERATUR

Angehrn, E.: Das Streben nach Sicherheit. Ein politisch-metaphysisches Problem. In: H. Fink-Eitel, G. Lohmann (Hrsg.): Zur Philosophie der Gefühle. Frankfurt am Main 1993, S. 218–243.
Angermaier, M.: Gruppenpsychotherapie. Lösungsorientiert statt problemhypnotisiert. München 1994.

Bahle, J.: Produktivität und seelische Gesundheit. Schöpferische Psychosynthese als Psychotherapie. Gaiendorf am Bodensee 1978.
Bally, G.: Die Bedeutung der Angst für die menschliche Verfassung. In: Zeitschrift für Psychotherapie und medizinische Psychologie 14 (1964), S. 123–139.
Bandelow, B.: Panik und Agoraphobie. Diagnose, Ursachen, Behandlung. Wien, New York 2001.
Binswanger, L.: Melancholie und Manie. Pfullingen 1960.
Binswanger, L.: Grundformen und Erkenntnis menschlichen Daseins. In: L. Binswanger: Ausgewählte Werke. Bd. 2. Hrsg. von M. Herzog und H.-J. Braun. Heidelberg 1993 (zuerst erschienen 1942).
Blankenburg, W.: Die Manie. In: A. Schretzenmayr (Hrsg.): Almanach für Neurologie und Psychiatrie. München 1967, S. 265–283.
Blankenburg, W.: Grundlagenprobleme der Psychopathologie. In: Der Nervenarzt 49 (1978), S. 140–146.
Blankenburg, W.: Affektivität und Personsein aus psychiatrischer Sicht. Am Beispiel von Angst und Hoffnung im menschlichen Dasein. In: H. Fink-Eitel, G. Lohmann (Hrsg.): Zur Philosophie der Gefühle. Frankfurt am Main 1993, S. 307–333.
Bless, H.: Stimmung und Denken. Ein Modell zum Einfluß von Stimmungen auf Denkprozesse. Bern u. a. 1997.
Böhme, G.: Weltweisheit, Lebensform, Wissenschaft. Frankfurt am Main 1994.
Bollnow, O. F.: Existenzphilosophie. Stuttgart 1984.
Burkhardt, H.: Sichöffnen und Sichschließen. In: Zeitschrift für klinische Psychologie und Psychotherapie 19 (1971), S. 195–206.

Davison, G. C.; J. M. Neale: Klinische Psychologie. Ein Lehrbuch. München 1988.
Duden. Etymologie: Herkunftswörterbuch der deutschen Sprache. Hg. von G. Drosdowski. Nach den Regeln der neuen dt. Rechtschreibung überarbeiteter Nachdruck der 2. Auflage. Mannheim u. a. 1997.

Fink-Eitel, H.: Angst und Freiheit. Überlegungen zur philosophischen Anthropologie. In: H. Fink-Eitel, G. Lohmann (Hrsg.): Zur Philosophie der Gefühle. Frankfurt am Main 1993, S. 57–88.
Freud, S.: Vorlesungen zur Einführung in die Psychoanalyse. In: S. Freud: Studienausgabe Bd. 1. Frankfurt am Main 1989.
Fromm, E.: Die Furcht vor der Freiheit. Frankfurt am Main u. a. 1987.

Gebsattel, V. E. v. (1954 a): Zeitbezogenes Zwangsdenken in der Melancholie. In: V. E. v. Gebsattel: Prolegomena einer medizinischen Anthropologie. Berlin u. a. 1954, S. 1–18.
Gebsattel, V. E. v. (1954 b): Zur Frage der Depersonalisation (ein Beitrag zur Theorie der Melancholie). In: V. E. v. Gebsattel: Prolegomena einer medizinischen Anthropologie. Berlin u. a. 1954, S. 18–46.
Gebsattel, V. E. v. (1954 c): Zur Psychopathologie der Phobien. In: V. E. v. Gebsattel: Prolegomena einer medizinischen Anthropologie. Berlin u. a. 1954, S. 47–74.

Gebsattel, V. E. v. (1954 d): Die Welt des Zwangskranken. In: V. E. v. Gebsattel: Prolegomena einer medizinischen Anthropologie. Berlin u. a. 1954, S. 74–128.

Gebsattel, V. E. v. (1954 e): Die Störungen des Werdens und des Zeiterlebens im Rahmen psychiatrischer Erkrankungen. In: V. E. v. Gebsattel: Prolegomena einer medizinischen Anthropologie. Berlin u. a. 1954, S. 128–144.

Gebsattel, V. E. v. (1954 f): Anthropologie der Angst. In: V. E. v. Gebsattel: Prolegomena einer medizinischen Anthropologie. Berlin u. a. 1954, S. 378–389.

Gebsattel, V. E. v.: Die phobische Fehlhaltung. In: Handbuch der Neurosenlehre und Psychotherapie. Bd. 2. München u. a. 1959, S. 102–124.

Gebsattel, V. E. v.: Die depressive Fehlhaltung. In: Handbuch der Neurosenlehre und Psychotherapie. Bd. 2. München u. a. 1959, S. 143–156.

Gebsattel, V. E. v.: Geleitwort. In: H. Tellenbach: Melancholie. 4. Auflage. Berlin u. a. 1983, S. XI–XIV.

Goldstein, K.: Zum Problem der Angst. In: Allgemeine Ärztliche Zeitschrift für Psychotherapie 2 (1927), S. 409–437.

Görres, A.: Person, Psyche, Krankheit. In: Jahrbuch für Psychologie und Psychotherapie 6 (1958), S. 192 ff.

Graumann, C. F.: Kriterien des Einfallserleben. Unveröffentliche Dissertation. Universität Köln 1955.

Grawe, K.; R. Donati; F. Bernauer: Psychotherapie im Wandel. Von der Konfession zur Profession. Göttingen u. a. 1994.

Gulyga, A.: Immanuel Kant. Frankfurt am Main 1985.

Hartmann, W.; H. E. Oberdalhoff: Manie – zu selten diagnostiziert? In: Der Nervenarzt 47 (1976), S. 717–722.

Hausman, C.: Criteria of Creativity. In: Philosophy and Phenomenological Research 40 (1979), No. 2, S. 237–249.

Heidegger, M.: Beiträge zur Philosophie (Vom Ereignis). In: M. Heidegger: Gesamtausgabe. Bd. 65. Frankfurt am Main 1989.

Heidegger, M.: Was ist Metaphysik? 14. Auflage. Frankfurt am Main 1992.

Heidegger, M.: Sein und Zeit. 17. Auflage. Tübingen 1993.

Janzarik, W.: Psychologie und Psychopathologie der Zukunftsbezogenheit. In: Archiv für die gesamte Psychologie 117 (1965), S. 33–53.

Jaspers, K.: Allgemeine Psychopathologie. 9., unveränderte Auflage. Berlin, Heidelberg, New York 1973 (zuerst erschienen 1913).

Jaspers, K.: Nietzsche. Einführung in das Verständnis seines Philosophierens. Berlin 1981.

Kant, I.: Kritik der reinen Vernunft. Stuttgart 2002.

Keller, W.: Das Problem der Willensfreiheit. In: Handbuch der Neurosenlehre und Psychotherapie. Bd. 5. München u. a. 1961, S. 541–587.

Kierkegaard, S.: Der Begriff der Angst. Stuttgart 1992.

Kisker, K. P.: Die phänomenologische Wendung Ludwig Binswangers. Erläuterungen und kritische Bemerkungen zu seinem Buch »Melancholie und Manie«. In: Jahrbuch für Psychologie, Psychotherapie und medizinische Anthropologie 8 (1961), S. 142–153.

Klages, L.: Der Geist als Widersacher der Seele. München u. a. 1954.

Kloos, G.: Störungen des Zeiterlebens in der endogenen Depression. In: Der Nervenarzt 11 (1938), S. 225–244.

Kraus, A.: Spezifität melancholischer Verstimmung und Angst. In: H. Lang, H. Faller: Das Phänomen Angst. Frankfurt am Main 1996, S. 103–121.

Kriz, J.: Erkennen und Handeln. Zum besonderen Verhältnis von (konstruktivistisch-systemischer) Theorie und Praxis in der klinischen Psychologie. In: Volker Riegas, Christian Vetter (Hrsg.): Zur Biologie der Kognition. Frankfurt am Main 1990, S. 189–204.

Kühnhold, C.: Der Begriff des Sprunges und der Weg des Sprachdenkens. Eine Einführung in Kierkegaard. Berlin u. a. 1975.

Kuhs, H.: Depression und Angst. Psychopathologische Untersuchungen des Angsterlebens melancholischer und neurotischer Kranker. Berlin u. a. 1990.

Kurth, W. (1961). Genie, Irrsinn und Ruhm. In: Psychologische Beiträge 6 (1961), S. 81–100.

Lambrecht, R.: Melancholie. Vom Leiden an der Welt und den Schmerzen der Reflexion. Reinbek 1994.

Landgrebe, L.: Was ist ästhetische Erfahrung? In: P. Jaeger, R. Lütke (Hrsg.): Distanz und Nähe. Reflexionen und Analysen zur Kunst der Gegenwart. Würzburg 1983, S. 129–144.

Leiber, T.: Kategorien, Schemata und empirische Begriffe. Kants Beitrag zur kognitiven Psychologie. In: Kant-Studien 87 (1996), S. 1–41.

Lenk, H.: Von Deutungen zu Wertungen. Eine Einführung in aktuelles Philosophieren. Frankfurt am Main 1994.

Lewis, A.: Problems Presented by the Ambiguous Word »Anxiety« as Used in Psychopathology. In: The Israel Annals of Psychiatry and Related Disciplines 5 (1967) S. 105–121.

Metzger, W.: Psychologie, Darmstadt 1954.

Moreno, J. L.: Die Grundlagen der Soziometrie. Opladen 1974.

Müller, H. A.: Spontaneität und Gesetzlichkeit. Bonn 1967.

Mundt, C.: Der Begriff der Intentionalität und die Defizienzlehre von den Schizophrenien. In: Der Nervenarzt 55 (1984), S. 582–588.

Passie, T.: Phänomenologisch-Anthropologische Psychiatrie und Psychologie. Hürtgenwald 1995.

Pauleikhoff, B.: Endogene Psychosen als Zeitstörungen. Hürtgenwald 1986.

Prechtl, P.; F. P. Burkard (Hrsg.): Metzler Philosophie Lexikon. Stuttgart 1996.

Quitmann, H.: Humanistische Psychologie. 3. Auflage. Göttingen 1996.

Rock, I.: Wahrnehmung – Vom visuellen Reiz zum Sehen und Erkennen. Berlin, Heidelberg, New York 1985.

Safranski, R.: Ein Meister aus Deutschland. Heidegger und seine Zeit. München 1994.

Sartre, J. P.: Die Imagination. In: Die Transzendenz des Ego. Philosophische Essays 1931–1939. Reinbek 1982, S. 97–254 (zuerst erschienen 1936).

Seidmann, P.: Die Perspektivische Psychologie Nietzsches. Eine geisteswissenschaftliche Studie. In: Die Psychologie des 20. Jahrhunderts. Bd. 1. Zürich 1976, S. 382–442.

Scheler, M.: Idealismus – Realismus. In: Philosophischer Anzeiger 2 (1927), S. 255–324.

Scheler, M.: Die Stellung des Menschen im Kosmos. 12. Auflage. Bonn 1991 (zuerst erschienen 1928).

Scherer, G.: Grundphänomene menschlichen Daseins. Berlin 1994.

Schmidt-Degenhard, M.: Angst – problemgeschichtliche und klinische Aspekte. In: Fortschritte der Neurologie und Psychiatrie 54 (1986), S. 321–339.

Schneider, K.: Die Aufdeckung des Daseins durch die cyclothyme Depression. In: Der Nervenarzt 21 (1950), S. 193–194.

Schneider, K.: Klinische Psychopathologie. 13., unveränderte Auflage. Stuttgart 1987 (zuerst erschienen 1946).

Schwering, J.: Wahrnehmung in der Melancholie. In: Psychiatrische Praxis 22 (1995), S. 254–256.

Shazer, S.de: Wege der erfolgreichen Kurztherapie. 3. Auflage. Stuttgart 1991.

Straus, E. (1960 a): Die Formen des Räumlichen. In: E. Straus: Psychologie der menschlichen Welt. Berlin u. a. 1960, S. 141–178.

Straus, E. (1960 b): Das Zeiterlebnis in der endogenen Depression und in der psychopathischen Verstimmung. In: E. Straus: Psychologie der menschlichen Welt. Berlin u. a. 1960, S. 126–140.

Strobl, R.: Das schizophrene Weltbild – psychopathologische Aspekte der ontogenetischen Regression. In: Fortschritte der Neurologie und Psychiatrie 58 (1990), S. 1–6.

Tellenbach, H.: Abbreviatur und Epikritisches zu Ludwig Binswangers Buch: »Melancholie und Manie«. In: Der Nervenarzt 33 (1963), S. 515–520.

Tellenbach, H.: Melancholie. 4., erweiterte Auflage. Berlin u. a. 1983.
Theunissen, M.: Negative Theologie der Zeit. Frankfurt am Main 1991.
Theunissen, M.: Vorentwürfe der Moderne. Antike Melancholie und die Acedia des Mittelalters. Berlin u. a. 1996.
Thiele, W.: Furcht und Angst. In: Jahrbuch für Psychologie, Psychotherapie und medizinische Anthropologie 13 (1965), S. 110–132.
Tölle, R.: Psychiatrie. 9. Auflage. Berlin u. a. 1991.

Wandruszka, M. (1968). Was weiß die Sprache von der Angst. In: W. Bitter (Hrsg.): Angst und Schuld in theologischer und psychotherapeutischer Sicht. München 1968, S. 11–18.
Weizsäcker, V. v.: Der Gestaltkreis. Theorie der Einheit von Wahrnehmen und Bewegen. Stuttgart 1968 (zuerst publiziert 1940).
Wyss, D.: Die tiefenpsychologischen Schulen von den Anfängen bis zur Gegenwart. Göttingen 1972.
Wyss, D.: Beziehung und Gestalt. Entwurf einer anthropologischen Psychologie und Psychopathologie. Göttingen 1973.

Zacher, A.: Anthropologie der Manie. In: Zeitschrift für Klinische Psychologie und Psychotherapie 30 (1982), S. 267–276
Zacher, A.: Tiefenpsychologische Deutungen der Manie. In: Daseinsanalyse 4 (1987), S. 241–261.
Zerssen, D. v.: Premorbid Personality and Affective Psychoses. In: G. D. Burrows (Hrsg.): Handbook of Studies on Depression. Amsterdam 1977, S. 79–103.

PERSONENREGISTER

SACHREGISTER